Knaur

W0349190

Sven-David Müller-Nothmann

Kalorien-Ampel

Die erste
wirklich einfache
Kalorientabelle

Inhalt

Liebe Leser,

die Kalorien-Ampel hat über 100 000 begeisterte Anhänger gefunden und erscheint jetzt in überarbeiteter Auflage. Mit 3 000 Lebensmitteln ist sie die umfangreichste und einfachste Kalorientabelle und trägt der Tatsache Rechnung, dass die Kalorie – trotz Atkins und Low Carb – als wichtigste Größe in der Bekämpfung des Übergewichts ihre Bedeutung beibehält. Rund 60 Prozent der Bevölkerung in der westlichen Welt sind übergewichtig, was nicht nur aus ästhetischen Gründen für viele ein Problem darstellt. Übergewicht führt auch zu ernährungsabhängigen Krankheiten mit unterschiedlichen Folgen.
Dieses Buch zeigt Ihnen erstmals mithilfe eines einfachen Ampelsystems, welche Lebensmittel gut sättigen ● und welche nicht ●. Abnehmen wird so ganz einfach, denn Sie sehen auf einen Blick, was Sie essen dürfen, ohne dass die Kalorien gleichzeitig zu B(a)uche schlagen. Beim Ampelprinzip sind deshalb alle ballaststoffreichen Nahrungsmittel mit Sattfaktor auf Grün gestellt. Und Grün heißt: Davon dürfen Sie so viel essen, bis Sie satt sind. Zusätzlich betrachtet der Fitfaktor (Gesundheitswert) den Wert eines Nahrungsmittels aus medizinischer Sicht und verrät Ihnen, welche Lebensmittel gesund sind und Ihre Fitness fördern ●.
Die Eingruppierung des Fett- und Cholesteringehaltes sowie des Satt- und Fitfaktors in Rot, Gelb oder Grün erfolgte anhand der jeweiligen Nährstoffdichte.
Wenn Sie sich an das Ampelprinzip halten, nehmen Sie nicht nur schnell und einfach ab, sondern haben auch keine Probleme mehr, das neue Gewicht dauerhaft zu halten. Mit dieser Kalorien-Ampel hat der Jo-Jo-Effekt keine Chance, denn Sie lernen spielerisch, sich richtig zu ernähren.
Damit Sie beim Essen und Trinken ohne Reue genießen können und sich gesund und kalorienbewusst ernähren, müssen Sie täglich möglichst viele Lebensmittel essen, die auf ● gestellt sind. ● Lebensmittel sollten in Maßen, ● Lebensmittel möglichst wenig verzehrt werden.
Starten auch Sie mit der Ernährungsweise nach dem genialen Ampelprinzip und greifen Sie lustvoll zu, wenn Fit- und Sattfaktor auf Grün stehen.
Diese Tabelle macht oder hält Sie schlank und gesund. Vergessen Sie nie: Eine Kalorie ist eine Kalorie, und kalorienreduzierte gesunde Kost macht dauerhaft schlank!
Für Anregungen bin ich dankbar.

Bad Aachen, im Sommer 2005
Ihr Sven-David Müller-Nothmann
Diätassistent/TV-Moderator

Gesund durch die richtige Ernährungsweise

Eine ausgewogene Ernährungsweise ist eine der wichtigsten Voraussetzungen für eine gute Gesundheit. Allein in Deutschland ließen sich im Jahr 2004 rund ein Drittel der Kosten im Gesundheitswesen auf Fehlernährung zurückführen. Die gesamten Ausgaben, die durch die ernährungsabhängigen Krankheiten verursacht wurden, betrugen 78 bis 80 Milliarden Euro – Kosten, zu deren Minimierung jeder von uns beitragen könnte. 64,4 Prozent der Todesfälle in Deutschland stehen in einem Zusammenhang mit ernährungsabhängigen Krankheiten. Das bedeutet, dass fast zwei Drittel aller Todesfälle auch auf eine Fehlernährung zurückzuführen sind.

Krankheitskosten im Jahr 2004

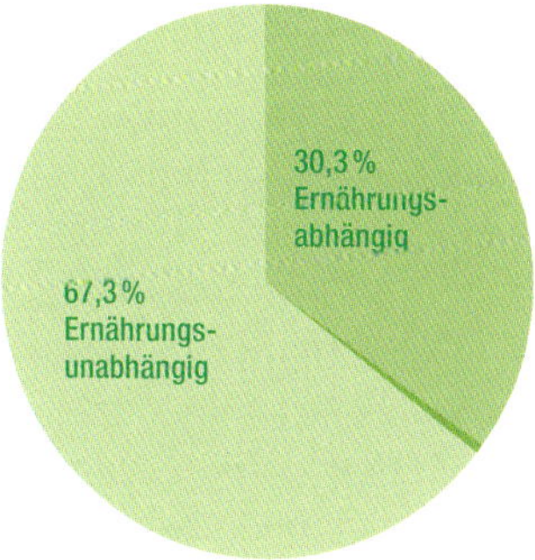

Auch bei der Krebsprävention spielt die richtige Ernährung eine große Rolle, denn mit 35 Prozent ist eine falsche Ernährungsweise noch vor Tabakgenuss der Krebsrisikofaktor Nummer 1. Um einer Krebserkrankung vorzubeugen, sind Gemüse und Obst besonders wichtig; sie sollten täglich reichlich gegessen werden (in der Tabelle sind diese Nahrungsmittel als Satt- und/oder Fitfaktor ● leicht zu identifizieren). Als extreme Risikofaktoren für die Entstehung einer Krebserkrankung gelten dagegen zu hoher Fett- und Alkoholkonsum (in der Tabelle als Satt- und/oder Fitfaktor ● zu erkennen).

Über 90 Prozent der Diabetesfälle in Deutschland sind auf Übergewicht und Bewegungsmangel zurückzuführen. Es lässt sich nicht von der Hand weisen, dass mit steigendem Körpergewicht auch das Risiko wächst, an einem Diabetes mellitus Typ 2 zu erkranken. Hier stimmt also der Satz: »Diabetiker sind nicht krank, sie haben nur einen zu großen Bauch!« Diabetiker bedürfen also in der Regel nach der Diagnosestellung des Arztes keiner Tabletten, sondern einer individuellen diätetischen Beratung durch einen Diätassistenten oder Diplom-Oecotrophologen, denn mit dem Übergewicht verschwinden auch die erhöhten Blutzuckerwerte.

Rund 75 Prozent der deutschen Bevölkerung haben einen Cholesterinspiegel über 200 mg/dl. Vor allem die gesättigten Fettsäuren, die in großen

Mengen in tierischen Lebensmitteln vorkommen, beeinflussen den Fettstoffwechsel negativ. Positiv wirken sich dagegen die mehrfach ungesättigten Fettsäuren sowie die Omega-3-Fettsäuren und Phytosterine auf Herz und Gefäße aus. Und auch wasserlösliche Ballaststoffe senken den Cholesterinspiegel.

Der Zusammenhang von Ernährung und Krankheit

Nach heutigem Wissen gibt es bei über 200 Erkrankungen einen Zusammenhang mit der Ernährungsweise. In den meisten Fällen verursacht dabei ein Zuviel an Fett – insbesondere an gesättigten Fettsäuren aus tierischen Nahrungsmitteln – den Beginn der jeweiligen Erkrankung.

Folgen erhöhter Triglyzerid- und Cholesterinwerte

Zu hohe Triglyzerid- und Cholesterinwerte lösen über die Arteriosklerose Herzinfarkt und Schlaganfall aus. In Deutschland weisen 12 Prozent der Frauen und 18 Prozent der Männer erhöhte Triglyzeridwerte im Blut auf. Die Triglyzeride sinken, wenn Sie auf Lebensmittel mit dem Fitfaktor ● zurückgreifen. Darüber hinaus können Sie mit Omega-3-Fettsäuren, die in Seefisch, Kiwisamen und Algen vorkommen, den Triglyzeridspiegel deutlich absenken. Wer keinen Fisch mag, kann auf Fischölkapseln aus der Apotheke zurückgreifen (z. B. Ameu). Auch Nahrungsmittel mit hohem Sattfaktor helfen Herz und Gefäßen gesund zu bleiben, denn diese Lebensmittel enthalten viele Ballaststoffe, die den Cholesterinspiegel senken. Und schon ein Absenken der Werte um nur ein Prozent reduziert die Gefahr, an einer Herz-Kreislauf-Erkrankung zu versterben, bereits um zwei bis drei Prozent. Es lohnt sich also sehr, etwas für die Blutfette zu tun.

Der Einfluss der Ernährung auf das Krebsrisiko

Alle Menschen haben Angst vor Krebs. Die Ernährung kann zwar nicht völlig vor Krebs schützen, sie ist aber gut geeignet, das Risiko vieler Krebsarten zu mindern. Wissenschaftler gehen davon aus, dass ein zu hoher Fettkonsum zu Krebs führen kann. Als Nahrungsprophylaxe empfehlen sie Gemüse und Obst, die reichlich antioxidative Vitamine sowie Ballaststoffe und sekundäre Pflanzenstoffe enthalten.

Fett macht fett – krank durch zu hohen Fettkonsum

Um seine biologischen Funktionen aufrechtzuerhalten, benötigt der menschliche Organismus Energie aus Nahrungsmitteln. Der Energiebedarf richtet sich dabei nach dem Grundumsatz, der von Alter und Geschlecht

ebenso abhängig ist wie vom Grad der körperlichen Aktivität.
Es besteht ein eindeutiger Zusammenhang zwischen Energiezufuhr – also der Menge der aufgenommenen Kalorien – und der Gewichtsentwicklung: Eine unterkalorische Nahrungszufuhr führt zu Gewichtsabnahme und Untergewicht, eine überkalorische Nahrungszufuhr zu Übergewicht. Wird der persönliche Energiebedarf überschritten, speichert der Körper die überschüssige Energie hauptsächlich im Fettgewebe. Dabei wird gerade das mit der Nahrung aufgenommene Fett nur in geringem Maße verbrannt. Viel niedriger ist der Aufwand für den Körper, das Fett zu den Fettzellen zu transportieren und dort zu speichern.

Übergewicht steht unserer Gesundheit im Wege

Die meisten Menschen, die unter Übergewicht leiden, essen falsch: Schokolade, Fast Food, zuckersüße Softdrinks, Weißmehlprodukte und Kuchen erhöhen das Körpergewicht und sorgen dafür, dass wir Fett ansetzen. Eine Ernährungsumstellung auf eine Kost, die reich an Obst, Gemüse, Salat, Hülsenfrüchten, Vollkornprodukten, Seefisch und Pellkartoffeln ist, lässt dagegen die Pfunde purzeln, denn Ballaststoffreiches ist in der Regel kalorienarm, aber reich an Vitaminen und Mineralstoffen.

Eine Bewegungstherapie und eventuell Medikamente sowie Nahrungsergänzungsmittel aus der Apotheke können die Gewichtsabnahme zusätzlich erleichtern. Empfehlenswert ist das verschreibungspflichtige Xenical. Frei in der Apotheke erhältlich ist z. B. Med Prevention Voluminizer – ein spezielles, hochwirksames pflanzliches Produkt aus Ballaststoffen, das die Sättigung natürlich fördert.
Deutschland ist ein klassisches Jodmangelgebiet. Gerade übergewichtige Menschen sollten diesen Mineralstoff über jodiertes Speisesalz in ausreichenden Mengen zu sich nehmen,

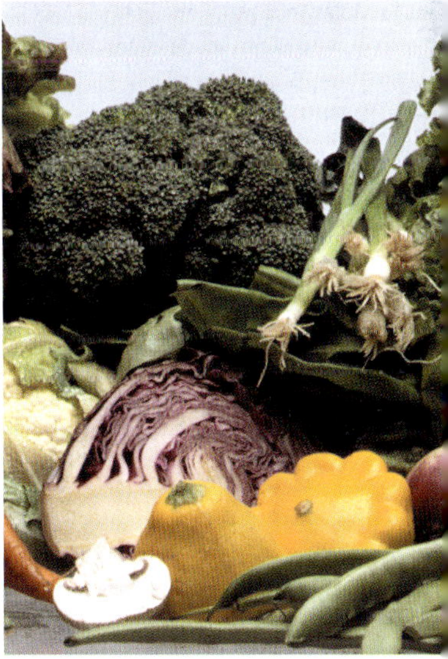

Gemüse hat einen hohen Satt- und Fitfaktor, denn es enthält reichlich Vitamine, Mineral- und Ballaststoffe.

um genug stoffwechselaktivierendes Schilddrüsenhormon produzieren zu können.

Body-Mass-Index und die Bewertung des Gewichts

Das Körpergewicht wird heute mit dem Körpermassenindex (Body-Mass-Index = BMI) bewertet. Dieser errechnet sich aus dem Körpergewicht (in kg) im Verhältnis zur Körpergröße (in m) zum Quadrat.

Energiebedarf und Grundumsatz unseres Körpers

Die Existenz unseres Körpers geht mit einem unablässigen Energieverbrauch einher. Daher sind wir auf die regelmäßige Aufnahme von ausreichend energiehaltiger Nahrung angewiesen, um überhaupt leben zu können. Die Nahrungsmittel liefern uns aber nicht nur Energie, die wir in Kalorien messen können, sondern auch zahlreiche lebenswichtige Nähr- und Wirkstoffe, die wir für den Aufbau und den Erhalt unseres Organismus sowie all seiner Funktionen regelmäßig benötigen.

Wie bereits angesprochen, bestimmen der Energieverbrauch und die Energiezufuhr unser Körpergewicht. Liegt der Verbrauch niedriger als die Zufuhr, steigt das Körpergewicht an – man nimmt unweigerlich zu. Ist das Verhältnis genau umgekehrt, reduzieren sich Körpergewicht und Körperfett. Im Alter nimmt übrigens bei jedem Menschen der Energiebedarf ab, denn mit den Jahren wird auch die Muskelmasse weniger – und gerade diese benötigt viel Energie.

Ganz einfach abnehmen mit dem Sattfaktor

Fett macht fett. Nach jahrelangen Diskussionen um die richtige Reduktionskost ist heute klar, dass nur eine fettarme Ernährungsweise zu dauerhafter Gewichtsabnahme (Körperfettmasse-Reduktion) führen kann. Ernährungsmedizinisch ist dabei ein Gewichtsverlust von 500 Gramm wöchentlich empfehlenswert. Die Energiezufuhr bei einer solch reduzierten Kost liegt idealerweise zwischen 1 200 und 1 600 Kilokalorien täglich. Wer abnehmen will, muss aber nicht nur auf den Gesamtkaloriengehalt achten. Wählen Sie vorwiegend Lebensmittel aus, die mit dem Sattfaktor ● markiert sind, denn dann nehmen Sie ab, ohne ständig hungrig oder unzufrieden zu sein.

Lebensnotwendige Nähr- und Wirkstoffe

Lebensmittel bestehen zum einen aus den energiehaltigen Nährstoffen: Kohlenhydrate, Eiweiße und Fette, zum anderen enthalten sie viele lebensnotwendige, energiefreie Wirkstoffe. Dazu gehören beispielsweise fett- und wasserlösliche Vitamine, Mineralstoffe (Mengen- und Spurenelemente) und Wasser. Weitere wichtige Bestandteile sind die Ballaststoffe und sekundären Pflanzenstoffe.

Kohlenhydrate – das »Benzin« des Körpers

Für die direkte Energieversorgung über den Blutzucker benötigt der Körper kohlenhydratreiche Nahrungsmittel:

- Getreideprodukte (Vollkornbrot und -brötchen, Vollkornreis und Vollkornnudeln sind Weißmehlprodukten vorzuziehen)
- Gemüse, Salat, Kartoffeln und Obst (frischen Produkten und Rohkost sowie Pellkartoffeln ist dabei der Vorzug zu geben)

Auch Zucker liefert reichlich Kohlenhydrate. Im Übermaß aufgenommen, erhöht er jedoch das Körpergewicht und kann bei schlechter Zahnhygiene Karies verursachen.

Vorsicht. Diabetiker sollten wenig Zucker essen. Sie sollten zum Süßen wie Übergewichtige auf Süßstoffe zurückgreifen.

Kohlenhydrate stellen in der gesunden Ernährungsweise und in der diätetischen Therapie vieler Erkrankungen die mengenmäßig wichtigste Energiequelle dar; mit Ausnahme von Zucker und zuckerreichen Lebensmitteln sind sie gesund und relativ kalorienarm. Obst, Gemüse, Pellkartoffeln und Vollkorn-Getreideprodukte sind reich an wertvollen Ballaststoffen und somit ein wichtiger Bestandteil der Ernährung, denn unser Darm ist auf Ballaststoffe angewiesen, um gut funktionieren zu können. Zahlreiche aktuelle wissenschaftliche Untersuchungen zeigen zudem, dass ballaststoffreiche kohlenhydrathaltige Lebensmittel einen guten Sättigungswert haben. In der Ampel erkennen Sie den hohen Ballaststoffanteil eines Lebensmittels an seinem positiven Sattfaktor ●.

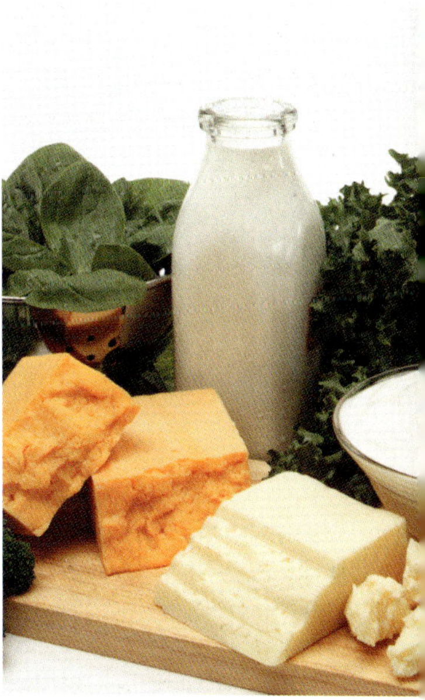

Fettarme Milchprodukte liefern unserem Körper wertvolles Eiweiß.

Eiweiß – der Baustoff des Körpers

Eiweiß (wissenschaftlich als Protein bezeichnet) ist für unseren Organismus lebensnotwendig. Es dient dem Körper nicht nur als Baustoff für die Muskulatur, sondern sorgt auch für die Bildung zahlreicher Hormone (z. B. Insulin) und Enzyme, die für die Steuerung des Stoffwechsels unerlässlich sind. Gesunde Menschen sollten ihren Eiweißbedarf über pflanzliche Nahrungsmittel, fettarme Milch, Milchprodukte, Seefisch sowie mageres Fleisch und magere Wurstwaren decken. Diese Lebensmittel sind ein wichtiger Bestandteil gesunder Ernährung und sättigen gut. Bei der Gewichtsreduktion muss ausreichend Eiweiß aufgenommen werden, um den Jo-Jo-Effekt zu vermeiden.

Fette – wenig ist notwendig, zu viel macht fett

Fett ist der energiereichste Nährstoff. Auf fettreiche tierische Produkte wie Bauchfleisch, Bratwürste, Tee- oder Leberwurst sowie fette Süßigkeiten (Nougat, Nuss-Nougat-Creme, Schokolade, Torte oder Marzipan) sollten Sie wenn möglich verzichten. Gerade übergewichtige Menschen profitieren von einer sparsamen Verwendung tierischer Fette. Statt Butter können Sie beispielsweise ein Salatblatt oder Gurkenscheiben auf das Brot legen oder ein wenig Senf, Meerrettich oder Tomatenmark darauf streichen. Für Menschen, die unter erhöhten Blutfettwerten leiden, gibt es Halbfettmargarine mit Phytosterinen.
Wer auf seine Figur achten will, darf jedoch nicht völlig auf Fette verzichten, denn ohne sie kann der Körper die fettlöslichen Vitamine A, D, E und K nicht aufnehmen.
Man sollte jedoch nie aus den Augen lassen, dass Fett nicht gleich Fett ist: Die gesundheitsschädlichen, gesättigten Fettsäuren kommen vornehmlich in tierischen Lebensmitteln vor. Die lebensnotwendigen ungesättigten Fettsäuren finden sich dagegen in großem Umfang in pflanzlichen Produkten.
Verwenden Sie z. B. für Salate ausschließlich hochwertige, Vitamin-E-reiche Pflanzenöle wie Rapsöl. Zum Kochen eignet sich hoch erhitzbares Soja- oder Maiskeimöl.
Die fettreiche Atkinsdiät funktioniert nur, wenn sie auf ungesunde Weise kalorienarm ist.

Viel trinken – das A und O der gesunden Ernährung

Jeder Mensch sollte täglich mindestens zwei Liter trinken. Bei einer ballaststoffreichen Ernährung müssen es sogar 2,5 Liter täglich sein. Wer abnimmt, benötigt noch mehr Flüssigkeit, um alle Stoffwechselendprodukte auszuscheiden. Bei einer Reduktionskost muss die Trinkmenge

bei 2,5 bis 3 Litern liegen. Statt zuckerreicher Limonaden und Colagetränke sind insbesondere Mineralwasser, Früchte- und Kräutertee sowie mit Süßstoff gesüßte Limonaden oder Cola zu empfehlen.
Wasser ist mengenmäßig gesehen der wichtigste Bestandteil des menschlichen Körpers, der jeden Tag aufs Neue ausreichend mit Flüssigkeit versorgt werden muss – am besten mit kohlensäurearmem Mineralwasser, das gut sättigend wirkt und viele lebensnotwendige Mineralien liefert. Wer kaltes Mineralwasser bevorzugt, nimmt besser ab!

Vorsicht – Alkohol ist kein Nahrungsmittel

Ernährungsmediziner haben festgestellt, dass Alkohol die Entstehung von Übergewicht aus zweierlei Gründen fördert:
Erstens haben Alkoholika selbst reichlich Energie und liefern fast so viele Kalorien wie Fett. Zweitens hemmt Alkohol den Fettabbau im Stoffwechsel. Dazu kommt, dass mit steigendem Alkoholkonsum auch die Hemmschwelle sinkt, mehr zu essen als erlaubt.
Die gesundheitsförderlichen Aspekte, die gerade dem moderaten Genuss von Wein, insbesondere Rotwein, zugeschrieben werden, liegen deutlich hinter den gesundheitsschädlichen Wirkungen von Alkoholika zurück.

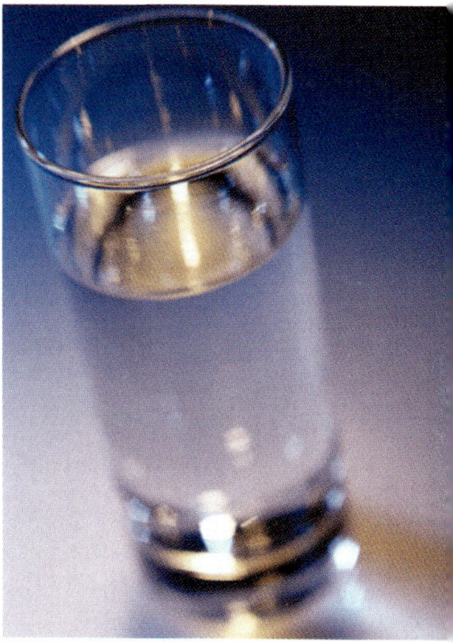

Zwei Liter Flüssigkeit pro Tag (am besten Wasser) sind Pflicht, beim Abnehmen sollten es sogar bis zu 2,5 Liter sein.

Lebensnotwendige Vitamine und Mineralstoffe

Vitamine und Mineralstoffe sind lebensnotwendige, energiefreie Inhaltsstoffe unserer Nahrung. Mediziner und Diätassistenten unterscheiden die Vitamine in wasser- und fettlöslich und die Mineralstoffe in Mengen- und Spurenelemente. Der menschliche Organismus kann Vitamine und Mineralstoffe nicht selbst herstellen und ist daher auf die tägliche Zufuhr von außen angewiesen. Was die Mineralstoffversorgung betrifft, leidet der Durchschnittsbürger mitunter an einem Fluorid-, Jodid-,

Zink-, Kalzium- und/oder Magnesiummangel. Bei den Vitaminen fehlt es häufig an B-Vitaminen (insbesondere Folsäure). Ältere Menschen leiden darüber hinaus oft an einem Vitamin-D- und -E-Mangel. Diabetiker haben Schwierigkeiten bei der Versorgung mit Jod, Zink, Magnesium und Chrom. Sie sollten daher vor allem die den Blutzucker regulierenden Spurenelemente Zink und Chrom in Form von Tabletten einnehmen (beispielsweise Diazink).

Auch während des Abnehmens kann es empfehlenswert sein, die Vitamin- und Mineralstoffzufuhr täglich mit einer Multivitamin-Mineralstoff-Tablette (z. B. Taxofit A–Z) zu unterstützen, damit der Körper trotz reduzierter Kost alle Stoffe erhält, die er benötigt. Im Rahmen einer Reduktionskost kann es außerdem sinnvoll sein, täglich die beiden »Turbospurenelemente« Zink und Chrom einzunehmen. Zink ist besonders wertvoll und gut verfügbar in der Kombination mit Histidin (z. B. Curazink). Beim Abnehmen bewährt hat sich auch die Einnahme eines Zink-Chrom-Kombipräparates (beispielsweise Diazink).

Ballaststoffe halten fit, gesund und machen schlank

Ballaststoffe sind für den menschlichen Magen-Darm-Trakt unverdaulich, trotzdem ist der Ballaststoffgehalt eines Lebensmittels für den Organismus wichtig; er bildet die Grundlage des Sattfaktors. Ballaststoffe erfordern nämlich nicht nur eine verstärkte Kautätigkeit, die zur schnelleren Sättigung führt, sie senden dem Magen-Darm-Trakt auch das Signal »satt«, das uns davor bewahrt, immer weiterzuessen.

Die Häufigkeit von Verdauungsstörungen ist insbesondere darauf zurückzuführen, dass die durchschnittliche Ballaststoffaufnahme lediglich bei 22 Gramm liegt. Ballaststoffe erhöhen das Stuhlvolumen, und das regt die Darmbewegung an.

Der tägliche Bedarf an 30 Gramm Ballaststoffen lässt sich beispielsweise mit zwei Scheiben Vollkornbrot, zwei mittelgroßen Äpfeln, drei hühnereigroßen Kartoffeln, einer Portion Sauerkraut und einer kleinen Schüssel Rettichsalat decken. Dabei liegt der Energiegehalt dieser Nahrungsmittel gerade einmal bei 525 Kilokalorien.

Merken Sie sich also: Ballaststoffreiche Lebensmittel sind »Satt- und Schlankmacher«, die wenig Energie in Form von Kalorien, dafür umso mehr lebensnotwendige Vitamine, Mineralstoffe, Spurenelemente und sekundäre Pflanzeninhaltsstoffe enthalten. Ballaststoffe senken den Cholesterinspiegel, glätten den Blutzucker nach dem Essen, machen satt, beugen Darmkrebs vor und binden Giftstoffe im Darm.

Ballaststoffe haben sich bei der Gewichtsreduktion bewährt und finden ihre Anwendung deshalb auch in Produkten aus der Apotheke.
Insbesondere die wasserlöslichen Ballaststoffe wirken sich senkend auf den Cholesterinspiegel aus. Sie können durch eine Unterbrechung des enterohepatischen Kreislaufs der Gallensäuren den Gesamt-Cholesterinspiegel um bis zu 15 Prozent und den LDL-Cholesterinspiegel um 10 Prozent senken. Besonders reich an wasserlöslichen Ballaststoffen sind Plantago-ovata-Samenschalen (z. B. Mucofalk aus der Apotheke).

Wenn Sie Fragen, Kritik oder Anregungen haben, schreiben Sie mir.

Sven-David Müller-Nothmann
Zentrum für Ernährungskommunikation und -beratung
Viktoriastraße 8
52066 Aachen
E-Mail: info@svendavidmueller.de
Internet: www. svendavidmueller.de

Hilfreiche Adressen

Die Gesellschaft für Ernährungsmedizin und Diätetik e.V.
Mariahilfstraße 9
52062 Bad Aachen
Internet: www.ernaehrungsmed.de

Deutsche Gesellschaft für Ernährung (DGE) e.V.
Godesberger Allee 18
53175 Bonn
Tel.: (02 28) 3 77 66 00
Fax: (02 28) 3 77 68 00
Internet: www.dge.de

Wichtige Internet-Adressen

www.svendavidmueller.de
www.qualimedic.de
www.med-prevention.de
www.go-myline.de
www.ernaehrungsmed.de
www.formmed.de
www.bodymed.de

Abkürzungen

fe.	fett
F. i. Tr.	Fettgehalt in der Trockenmasse
Glutenfr.	Glutenfrei
ma.	mager
mf.	mittelfett
TK	Tiefkühlkost

Bei Konserven:
netto bedeutet der Inhalt nach dem Abtropfen

Produktbezeichnung	Kalorien pro 100 g	Fett	Cholesterin	Sattfaktor	Fitfaktor
A					
Aal gebacken	258	○●○	●○○	●○○	●○○
Aal gekocht in Dill	272	●○○	●○○	●○○	●○○
Aal geräuchert	290	●○○	●○○	●○○	●○○
Aal grün	212	●○○	●○○	●○○	●○○
Acerola	20	○○●	○○●	○○●	○○●
Acerolanektar	46	○○●	○○●	●○○	○●○
Acerolasaft	24	○○●	○○●	●○○	○○●
After Eight	423	○●○	●○○	●○○	●○○
Agar Agar Trockenprodukt	340	○○●	○○●	○●○	○○●
Alberto					
– Cannelloni Spinaci	180	●○○	●○○	●○○	●○○
– Lasagne Bolognese	161	●○○	●○○	●○○	●○○
– Lasagne Vegetale	191	●○○	●○○	○●○	○●○
– Makkaroni al forno	189	○●○	●○○	●○○	●○○
– Microssa 3 Formaggi	222	○●○	●○○	●○○	●○○
– Microssa Salami	240	●○○	●○○	●○○	●○○
– Microssa Spinaci e Prosciutto	201	○●○	●○○	●○○	●○○
– Pizza Diavolo	217	○●○	●○○	●○○	●○○
– Pizza Famiglia Quattro Formaggi	247	○●○	●○○	●○○	●○○
– Pizza Famiglia Speciale	243	○●○	●○○	●○○	●○○
– Pizza Hawaii	198	○●○	●○○	●○○	○●○
– Pizza Mozzarella	226	○●○	●○○	●○○	●○○
– Pizza Prosciutto	216	○●○	●○○	●○○	●○○
– Pizza Quattro Formaggi	252	○●○	●○○	●○○	●○○
– Pizza Rucola	240	●○○	●○○	○●○	○●○
– Pizza Salami	279	●○○	●○○	●○○	●○○
– Pizza Speciale	230	○●○	●○○	●○○	●○○
– Pizza Spinaci	191	○●○	●○○	○●○	○●○
– Pizza Tonno	239	○●○	●○○	●○○	●○○
– Pizza Vegetale	169	○●○	●○○	○●○	○●○
– Tortellini-Gratin	204	●○○	●○○	●○○	●○○

Produktbezeichnung	Kalorien pro 100 g	Fett	Choles-terin	Sattfaktor	Fitfaktor
Alpro					
– Soja Cuisine	170	🔴	🟢	🟢	🟡
– Soja Dessert Caramel	82	🟡	🟢	🟡	🟡
– Soja Dessert Schoko	88	🟡	🟢	🟡	🟡
– Soja Dessert Vanille	80	🟡	🟢	🟡	🟡
– Soja Drink	36	🔴	🟢	🟢	🟡
– Soja Drink Schoko	76	🟡	🟢	🟡	🟡
– Soja Drink Vanille	70	🟡	🟢	🟡	🟡
– Soja Yofu Bio-Natur	59	🟡	🟢	🟢	🟢
– Soja Yofu Erdbeer	83	🟡	🟢	🟡	🟢
Altbier	41	🟢	🟢	🔴	🔴
Altbierbowle	80	🟢	🟢	🔴	🔴
Ambrosiacreme	183	🟡	🟡	🔴	🔴
Amerikaner	315	🟢	🟡	🔴	🔴
Amicelli	507	🔴	🔴	🔴	🔴
Ananas	59	🟢	🟢	🟡	🟡
Ananas Bowle	108	🟢	🟢	🔴	🟡
Ananascreme	160	🟡	🔴	🔴	🔴
Ananas gegart	61	🟢	🟢	🟡	🟢
Ananas kandiert	263	🟢	🟢	🔴	🔴
Ananas Konserve netto	87	🟢	🟢	🔴	🔴
Ananaskonfitüre	278	🟢	🟢	🔴	🟡
Ananasnektar	70	🟢	🟢	🔴	🟡
Ananassaft	59	🟢	🟢	🔴	🟢
Anchovis	323	🔴	🔴	🔴	🟡
Anis	357	🟡	🟢	🟢	🟢
Anisplätzchen	385	🟡	🔴	🔴	🔴
Apfel gedünstet Baseler Art	124	🟡	🔴	🔴	🔴
Apfel ged. m. Rosinen u. Mandeln	98	🟢	🟢	🟡	🟡
Apfel gegart	54	🟢	🟢	🟢	🟢
Apfel getrocknet	278	🟢	🟢	🟢	🟢
Apfel-Zwiebel-Leberwurst Du darfst	273	🔴	🟡	🔴	🟡

Produktbezeichnung	Kalorien pro 100 g	Fett	Choles-terin	Satt-faktor	Fit-faktor
Apfel, roh	52	🟢	🟢	🟢	🟢
Apfelauflauf	161	🟢	🔴	🔴	🔴
Apfelessig	20	🟢	🟢	🔴	🟢
Apfelkompott	63	🟢	🟢	🟡	🟡
Apfelkraut gesüßt	242	🟢	🟢	🔴	🟡
Apfelkuchen gedeckt Hefeteig	171	🟢	🟢	🔴	🔴
Apfelkuchen gedeckt Mürbeteig	229	🟡	🟢	🔴	🔴
Apfelkuchen Rührmasse	214	🟡	🔴	🔴	🔴
Apfelmus	66	🟢	🟢	🟡	🟡
Apfelpfannkuchen	144	🟡	🔴	🔴	🔴
Apfelreis	96	🟢	🟢	🟡	🟡
Apfelsaft	49	🟢	🟢	🔴	🟢
Apfelschmarrn	212	🟡	🔴	🔴	🔴
Apfelstreuselkuchen	232	🔴	🔴	🔴	🔴
Apfelstrudel	165	🟡	🟢	🟡	🔴
Apfelstrudel Wiener Art	141	🟢	🟢	🟡	🟡
Apfeltasche McDonalds	275	🟢	🔴	🔴	🔴
Apfeltorte gedeckt Mürbeteig	171	🟡	🟡	🔴	🔴
Apfelwein	66	🟢	🟢	🔴	🔴
Appenzeller 50 % F. i. Tr.	386	🔴	🟡	🔴	🟡
Apricot Brandy	305	🟢	🟢	🔴	🔴
Aprikose	42	🟢	🟢	🟢	🟢
Aprikose gegart	44	🟢	🟢	🟢	🟢
Aprikose getrocknet	249	🟢	🟢	🟢	🟢
Aprikose Konserve netto	78	🟢	🟢	🟡	🟡
Aprikosencreme	168	🟡	🔴	🔴	🔴
Aprikosenkompott	59	🟢	🟢	🟡	🟡
Aprikosenkonfitüre	272	🟢	🟢	🔴	🟡
Aprikosensaft	44	🟢	🟢	🔴	🟢
Aprikosentorte mit Nuss Rührteig	240	🟡	🔴	🔴	🔴
Arme Ritter	256	🟢	🔴	🔴	🔴
Arrak	231	🟢	🟢	🔴	🔴

Produktbezeichnung	Kalorien pro 100 g	Fett	Cholesterin	Sattfaktor	Fitfaktor
Artischocken gegart	20	○○●	○○●	○○●	○○●
Artischocken Konserve gegart	17	○○●	○○●	○○●	○○●
Artischocken Konserve netto	19	○○●	○○●	○○●	○○●
Artischockenboden Konserve	16	○○●	○○●	○○●	○○●
Aspikaufguss weiß	56	○○●	○●○	●○○	○●○
Aubergine	17	○○●	○○●	○○●	○○●
Aubergine gegart	17	○○●	○○●	○○●	○○●
Auberginen gefüllt überbacken	134	●○○	●○○	●○○	●○○
Auberginen u. Tomaten überbacken	127	○●○	○●○	○●○	○●○
Auberginensalat m. Zitronenmarinade	77	○●○	○○●	○○●	○○●
Auberginenscheiben fritiert	81	○●○	○○●	○○●	○●○
Auster	63	○○●	●○○	●○○	○●○
Auster gegart	65	○○●	●○○	●○○	○●○
Avocado netto	217	●○○	○○●	○●○	○○●
Avocadocremesuppe	128	●○○	○○●	●○○	○○●
B					
Baby Pute	151	○●○	●○○	●○○	○●○
Bachsaibling	96	○○●	●○○	●○○	○●○
Bäckerhefe gepresst	83	○○●	○○●	○○●	○○●
Bäckerhefe getrocknet	288	○○●	○○●	○○●	○○●
Backfett pflanzlich	866	●○○	○○●	●○○	●○○
Backobst	74	○○●	○○●	○●○	○●○
Backpulver	155	○○●	○○●	●○○	○○●
Baguette	248	○○●	○○●	●○○	○●○
Baguettebrötchen	248	○○●	○○●	●○○	○●○
Baguettes					
– Bolognese TK	225	○●○	●○○	●○○	●○○
– Champignon TK	215	○●○	●○○	●○○	●○○
– Hawaii TK	227	○●○	●○○	●○○	●○○
– Knoblauch Kräuter TK	361	○●○	●○○	●○○	●○○
– Provence TK	286	●○○	●○○	●○○	●○○

Produktbezeichnung	Kalorien pro 100 g	Fett	Cholesterin	Sattfaktor	Fitfaktor
– Salami TK	245	gelb	rot	rot	rot
– Tomaten Käse TK	225	gelb	rot	rot	rot
Baiser	364	grün	grün	rot	gelb
Baisertorte	307	gelb	gelb	rot	rot
Balisto					
– Getreide-Choco	509	rot	gelb	gelb	gelb
– Getreide-Erdnuss	515	rot	gelb	gelb	gelb
– Getreide-Joghurt-Creme	485	gelb	gelb	gelb	gelb
– Joghurt-Beeren-Mix	488	rot	gelb	gelb	gelb
– Schoko-Korn-Mix	503	rot	gelb	gelb	gelb
– Schoko-Müsli-Mix	515	rot	gelb	gelb	gelb
Bambussprossen Konserve gegart	11	grün	grün	grün	grün
Bambussprossen frisch gegart	16	grün	grün	grün	grün
Bambussprossen frisch netto	18	grün	grün	grün	grün
Banane	95	grün	grün	gelb	grün
Banane gebacken	157	grün	rot	rot	rot
Banane gegart	99	grün	grün	gelb	gelb
Banane getrocknet	290	grün	grün	gelb	grün
Bananennektar	54	grün	grün	rot	gelb
Bananenquark	126	grün	grün	gelb	gelb
Banjo	545	rot	rot	rot	rot
Barbecuesoße	121	rot	grün	rot	grün
Barsch gegart	35	grün	rot	rot	gelb
Barsch in Alufolie	127	gelb	rot	rot	rot
Barschfilet	82	grün	rot	rot	gelb
Barschfilet gegart	93	grün	rot	rot	gelb
Basilikum frisch	41	grün	grün	grün	grün
Basilikum getrocknet	268	grün	grün	grün	grün
Batate	111	grün	grün	gelb	gelb
Bauchspeck Schwein	796	rot	grün	rot	gelb
Bauernbratwurst	306	rot	rot	rot	rot
Bauernfrühstück	98	gelb	rot	gelb	gelb

Produktbezeichnung	Kalorien pro 100 g	Fett	Choles-terin	Satt-faktor	Fit-faktor
Bauernleberwurst	356	●○○	●○○	●○○	●○○
Bauernsalat griechisch	110	●○○	○○●	●○○	○○●
Baumkuchen	427	○●○	●○○	●○○	●○○
Baumstamm mit Vanillecreme	312	●○○	●○○	●○○	●○○
Bavaria Blu 60 % F. i. Tr.	349	●○○	●○○	●○○	●○○
Bayrische Creme	215	●○○	●○○	●○○	●○○
Bayrisches Kraut	51	○●○	○○●	○○●	○○●
becel Diätmargarine	720	●○○	○○●	●○○	○●○
becel Diät-Pflanzencreme	650	●○○	○○●	●○○	○●○
Bechamelkartoffeln	80	○●○	○○●	○●○	○○●
Bechamelsoße	91	●○○	●○○	●○○	●○○
Beefsteak deutsch	222	●○○	●○○	●○○	●○○
Beerenobst	71	○○●	○○●	○○●	○○●
Beifuß frisch	42	○○●	○○●	○○●	○○●
Bel Paese 50 % F. i. Tr.	372	●○○	●○○	●○○	●○○
Bergkäse 45 % F. i. Tr.	304	●○○	○●○	●○○	○●○
Berliner Knacker	326	●○○	○●○	●○○	○●○
Berliner Pfannkuchen	322	○●○	●○○	●○○	●○○
Berliner Weiße mit Schuss	53	○○●	○○●	●○○	●○○
Bi Fi	520	●○○	●○○	●○○	●○○
Bienenstich Hefeteig	300	○●○	○●○	●○○	●○○
Bienenstichtorte gefüllt Rührteig	353	●○○	○●○	●○○	●○○
Bier alkoholarm	55	○○●	○○●	●○○	○●○
Bier alkoholfrei	26	○○●	○○●	●○○	○○●
Bier dunkel	37	○○●	○○●	●○○	●○○
Bier Export hell	44	○○●	○○●	●○○	●○○
Bier mit Limonade	34	○○●	○○●	●○○	○●○
Bierhefe	339	○○●	○○●	○●○	○○●
Bierhefe getrocknet	339	○○●	○○●	○●○	○○●
Bierschinken	180	●○○	●○○	●○○	○●○
Biersuppe	69	○○●	●○○	○●○	●○○
Bierteig	226	○○●	●○○	●○○	○●○

Produktbezeichnung	Kalorien pro 100 g	Fett	Choles-terin	Satt-faktor	Fit-faktor
Bierwurst	252	🔴	🟡	🔴	🟡
Big Americans					
– Pizza California	251	🟡	🔴	🔴	🔴
– Pizza Country	231	🟡	🔴	🔴	🔴
– Pizza Hawaii TK	233	🟡	🔴	🔴	🟡
– Pizza Supreme TK	257	🟡	🔴	🔴	🔴
– Pizza Texas TK	282	🟡	🔴	🔴	🔴
Big King Burger King	280	🔴	🔴	🔴	🔴
Big King XXL Burger King	232	🔴	🔴	🔴	🔴
Big Mäc	238	🔴	🔴	🔴	🔴
Big Sandwich Schöller	217	🟡	🔴	🔴	🔴
Bigosch	64	🟡	🟢	🟡	🟢
BigXtra Barbecue McDonalds	291	🔴	🔴	🔴	🔴
Bihunsuppe TK	52	🟢	🟡	🟡	🟡
Birchermüsli m. Äpfeln u. Sahne	145	🟡	🟢	🟡	🟡
Birkenpilz frisch	19	🟡	🟢	🟢	🟢
Birne	52	🟢	🟢	🟢	🟡
Birne gegart	55	🟢	🟢	🟢	🟡
Birne getrocknet	252	🟢	🟢	🟢	🟢
Birne Konserve netto	84	🟢	🟢	🟡	🟡
Birnenkompott	60	🟢	🟢	🟢	🟡
Birnenkraut gesüßt	225	🟢	🟢	🟡	🟡
Birnennektar	68	🟢	🟢	🔴	🟡
Birnensaft	54	🟢	🟢	🔴	🟡
Biskuitrolle	273	🟢	🔴	🔴	🔴
Biskuitschnitte	391	🟡	🔴	🔴	🔴
Bismarckhering Konserve netto	180	🔴	🔴	🔴	🟡
Bitterlikör	248	🟢	🟢	🔴	🔴
Bitterschokolade	394	🟡	🟢	🟢	🔴
Blätterteig	418	🔴	🔴	🔴	🔴
Blätterteig TK	375	🔴	🟢	🔴	🟡
Blattsalat mit Dressing	65	🔴	🟢	🟡	🟢

Produktbezeichnung	Kalorien pro 100 g	Fett	Cholesterin	Sattfaktor	Fitfaktor
Blattsalat mit Öl	64	🔴	🟢	🟡	🟢
Blattspinat	17	🟢	🟢	🟢	🟢
Blattspinat gegart	19	🟢	🟢	🟢	🟢
Blattspinat TK	18	🟢	🟢	🟢	🟢
Blaubeerkompott	97	🟢	🟢	🟢	🟡
Blauschimmel 50 % F. i. Tr.	358	🔴	🔴	🔴	🔴
Bleichsellerie gegart	17	🟢	🟢	🟢	🟢
Blinis	229	🟡	🔴	🔴	🔴
Blumenkohl	23	🟢	🟢	🟢	🟢
Blumenkohl gegart	18	🟢	🟢	🟢	🟢
Blumenkohl gesäuert	12	🟢	🟢	🟢	🟢
Blumenkohl mit Bechamelsauce	68	🔴	🟡	🟡	🟢
Blumenkohl TK gegart	20	🟢	🟢	🟢	🟢
Blumenkohlcremesuppe	52	🔴	🟢	🔴	🟢
Blumenkohlsuppe	155	🔴	🟢	🔴	🟢
Blutpresssack	267	🔴	🔴	🔴	🔴
Blutwurst frisch erhitzt	340	🔴	🟡	🔴	🟡
Bockbier hell	60	🟢	🟢	🔴	🔴
Bockshornklee	347	🟢	🟢	🟡	🟢
Bockwurst	296	🔴	🟡	🔴	🟡
Bockwurst m. Brötchen u. Senf	308	🔴	🟡	🔴	🟡
Bockw. m. Kartoffelsalat u. Senf	171	🔴	🟡	🔴	🟡
Bockwurst mit Senf	345	🔴	🟡	🔴	🟡
Bohne grün	25	🟢	🟢	🟢	🟢
Bohne grün gegart	25	🟢	🟢	🟢	🟢
Bohne grün gesäuert	13	🟢	🟢	🟢	🟢
Bohne grün in Butter geschwenkt	73	🔴	🔴	🟢	🟡
Bohne grün in heller Sauce	50	🟡	🟢	🟢	🟢
Bohne grün Konserve gegart	21	🟢	🟢	🟢	🟢
Bohne grün TK gegart	27	🟢	🟢	🟢	🟢
Bohne weiß	263	🟢	🟢	🟢	🟢
Bohne weiß gegart	112	🟢	🟢	🟢	🟢

Produktbezeichnung	Kalorien pro 100 g	Fett	Choles-terin	Satt-faktor	Fit-faktor
Bohne weiß Konserve gegart	60	grün	grün	grün	gelb
Bohnen Paprikasalat	38	grün	grün	grün	grün
Bohneneintopf mit Birnen und Speck	79	gelb	gelb	grün	grün
Bohneneintopf weiß mit Rind	109	grün	grün	grün	grün
Bohnenkraut frisch	49	grün	grün	grün	grün
Bohnenkraut getrocknet	298	grün	grün	grün	grün
Bohnensalat grün mit Dressing	68	gelb	grün	grün	grün
Bohnensalat grün mit Öl	54	rot	grün	grün	grün
Bohnensalat sauer	20	grün	grün	grün	grün
Bohnensuppe weiß mit Fleisch	63	grün	gelb	grün	gelb
Bohnensprossen	41	grün	grün	grün	grün
Bohnensuppe weiß	63	grün	gelb	grün	gelb
Bonbons	391	grün	grün	rot	rot
Borretsch frisch	23	grün	grün	grün	grün
Borretsch getrocknet	185	grün	grün	grün	grün
Borretsch Pulver	189	grün	grün	grün	grün
Borschtsch	40	gelb	rot	gelb	gelb
Bouillabaisse	77	gelb	rot	rot	gelb
Bouillon	49	gelb	rot	rot	gelb
Bouillonkartoffeln	56	grün	grün	gelb	grün
Bounty	471	rot	rot	rot	rot
Bounty Miniatures	477	rot	rot	rot	rot
Boysenbeere	34	grün	grün	grün	grün
Boysenbeere Konserve netto	74	grün	grün	grün	gelb
Boysenbeerkonfitüre	269	grün	grün	rot	gelb
Boysenbeernektar	50	grün	grün	rot	gelb
Boysenbeersaft	39	grün	grün	rot	grün
Brandteig	201	rot	rot	rot	gelb
Branntweinessig	20	grün	grün	rot	grün
Brät	285	rot	gelb	rot	gelb
Bratapfel	102	gelb	grün	gelb	gelb
Bratapfel mit Vanillesoße	76	grün	grün	rot	gelb

Produktbezeichnung	Kalorien pro 100 g	Fett	Cholesterin	Sattfaktor	Fitfaktor
Bratapfelkuchen TK	234	rot	rot	rot	rot
Bratensoße Konserve	52	gelb	gelb	rot	gelb
Bratensauce mit Pilzen Konserve	52	grün	gelb	rot	gelb
Bratensoße Trockenpulver	149	grün	grün	rot	gelb
Bratfett tierisch	878	rot	rot	rot	rot
Brathering	277	rot	rot	rot	gelb
Brathering Konserve netto	193	gelb	rot	rot	gelb
Bratkartoffeln	88	grün	grün	gelb	gelb
Bratkartoffeln m. Speck u. Zwiebeln	104	gelb	grün	gelb	gelb
Bratlinge vegetarisch	147	gelb	grün	gelb	gelb
Bratwurst	282	rot	gelb	rot	rot
Bratwurst geräuchert	287	rot	rot	rot	rot
Bratwurst Grundbrät	272	rot	gelb	rot	gelb
Bratwurst grob	313	rot	rot	rot	rot
Bratwurst m. Brötchen u. Senf	264	rot	gelb	rot	gelb
Bratwurst mit Senf	273	rot	gelb	rot	gelb
Brause mit Fruchtgeschmack	42	grün	grün	rot	gelb
Bremer Pinkel	210	gelb	gelb	rot	gelb
Brennnessel	49	grün	grün	grün	grün
Brennnessel getrocknet	271	grün	grün	grün	grün
Brennnesseltrunk	17	grün	grün	rot	grün
Bresso Feines Duo	185	rot	rot	rot	rot
Bresso Frischkäse 60 % F. i. Tr.	241	rot	rot	rot	rot
Bresso Weichkäse 68 % F. i. Tr.	421	rot	rot	rot	rot
Brie 40 % F. i. Tr.	257	rot	gelb	rot	gelb
Brie 45 % F. i. Tr.	284	rot	gelb	rot	gelb
Brioches o. Füllung	268	gelb	rot	rot	rot
Brokkoli	26	grün	grün	grün	grün
Brokkoli gegart	23	grün	grün	grün	grün
Brokkoli gesäuert	14	grün	grün	grün	grün
Brokkoli mit gerösteten Mandeln	54	gelb	grün	grün	grün
Brokkoli TK	28	grün	grün	grün	grün

Produktbezeichnung	Kalorien pro 100 g	Fett	Cholesterin	Sattfaktor	Fitfaktor
Brokkolicremesuppe	37	gelb	gelb	gelb	grün
Brokkoligratin	60	gelb	gelb	grün	grün
Brombeere	30	gelb	grün	grün	grün
Brombeere gegart	32	gelb	grün	grün	grün
Brombeere Konserve netto	74	grün	grün	grün	gelb
Brombeere TK	31	gelb	grün	grün	grün
Brombeerkompott	73	grün	grün	grün	gelb
Brombeerkonfitüre	267	grün	grün	rot	gelb
Brombeersaft	34	grün	grün	rot	grün
Brotfrucht	113	grün	grün	grün	grün
Brotgewürzmischung	355	gelb	grün	grün	gelb
Brotpudding	174	gelb	rot	gelb	rot
Brotsuppe	92	rot	gelb	gelb	gelb
Brötchen	248	grün	grün	rot	gelb
Brötchen m. Ölsamen	251	grün	grün	rot	grün
Brühe gekörnt	149	grün	grün	rot	gelb
Brühe instant	149	grün	grün	rot	gelb
Brühkartoffeln	50	grün	grün	gelb	grün
Brühwurst	296	rot	gelb	rot	gelb
Brunch Streichrahm	246	rot	gelb	rot	rot
Brunnenkresse	19	grün	grün	grün	grün
Brunnenkresse getrocknet	209	grün	grün	grün	grün
Brunnenkresse Pulver	213	grün	grün	grün	grün
Brunnenkressetrunk	6	grün	grün	gelb	grün
Buchecker	588	rot	grün	rot	grün
Buchteln	349	gelb	gelb	rot	rot
Buchweizen geschält	340	grün	grün	rot	grün
Buchweizen geschält gegart	91	grün	grün	rot	grün
Buchweizen Vollkorn	340	grün	grün	rot	grün
Buchweizen Vollkorn gegart	109	grün	grün	grün	grün
Buchweizenmehl	346	grün	grün	rot	grün
Buchweizentorte	282	gelb	rot	rot	rot

Produktbezeichnung	Kalorien pro 100 g	Fett	Cholesterin	Sattfaktor	Fitfaktor
Buchweizenvollkornbrot	215	🟢	🟢	🟡	🟢
Buchweizenvollkornmehl	341	🟢	🟢	🔴	🟢
Bückling	217	🔴	🔴	🔴	🟡
Bulgur	325	🟢	🟢	🟢	🟡
Bum Bum Schöller	282	🔴	🔴	🔴	🔴
Burgunder	78	🟢	🟢	🔴	🔴
Burgunder Schinken in Aspik	120	🟢	🔴	🔴	🔴
Buschb. grün netto Konserve	21	🟢	🟢	🟢	🟢
Buschbohne grün	25	🟢	🟢	🟢	🟢
Butter	741	🔴	🔴	🔴	🔴
Butter halbfett	382	🔴	🔴	🔴	🟡
Butter mit Kräutern	650	🔴	🔴	🔴	🔴
Buttercremetorte Biskuit	316	🔴	🔴	🔴	🔴
Buttergebäck	498	🟡	🔴	🔴	🔴
Butterhörnchen	301	🟢	🟢	🔴	🟡
Butterkäse 30 %	245	🔴	🟡	🔴	🟡
Butterkäse 45 % F. i. Tr.	299	🔴	🟡	🔴	🟡
Butterkeks	480	🟡	🟡	🔴	🟡
Butterkuchen	376	🟡	🟡	🔴	🔴
Buttermilch	36	🟢	🟢	🔴	🟢
Buttermilch m. Fruchtzubereitung	75	🟢	🟢	🔴	🟡
Butternockerl	167	🟡	🔴	🔴	🔴
Butterpilz frisch	11	🟡	🟢	🟢	🟢
Butterpilz getrocknet	115	🟢	🟢	🟢	🟢
Butterpilz Konserve netto	11	🟢	🟢	🟢	🟢
Butterschmalz	880	🔴	🔴	🔴	🔴
C					
Cabanossi	451	🔴	🟡	🔴	🟡
Café au lait Burger King	21	🟡	🔴	🔴	🔴
Café Creme Burger King	2	🟢	🔴	🔴	🔴
Calippo Cola	83	🟢	🟢	🔴	🔴

Produktbezeichnung	Kalorien pro 100 g	Fett	Cholesterin	Sattfaktor	Fitfaktor
Calvados	313	grün	grün	rot	rot
Camembert 20 % F. i. Tr.	175	gelb	gelb	rot	gelb
Camembert 30 %	209	rot	gelb	rot	gelb
Camembert 45 % F. i. Tr.	288	rot	rot	rot	gelb
Camembert 70 % F. i. Tr.	408	rot	rot	rot	rot
Camembert gebacken	286	gelb	rot	rot	rot
Campino Erdbeer	420	grün	gelb	rot	gelb
Cannelloni alla napoletana	137	gelb	rot	rot	gelb
Cannelloni überbacken	147	gelb	rot	rot	rot
Cappuccino Burger King	18	rot	rot	rot	rot
Capri Langnese	87	grün	grün	rot	gelb
Caramac	561	rot	rot	rot	rot
Caretta Orange Schöller	94	grün	grün	rot	rot
Carissa	80	grün	grün	grün	grün
Caro Landkaffee Getränk	1	grün	grün	rot	gelb
Cashewmus pur	617	rot	grün	gelb	gelb
Cashewn. geröstet u. gesalzen	583	rot	grün	rot	gelb
Cashewnuss	568	rot	grün	rot	gelb
Ceralisto Choco	516	rot	gelb	gelb	gelb
Ceralisto Erdnuss	524	rot	gelb	gelb	gelb
Ceralisto Joghurtcreme	489	gelb	gelb	gelb	gelb
Cervelatwurst	369	rot	rot	rot	rot
Cevapcici m. Reis u. Zwiebeln	236	rot	rot	rot	rot
Champagner	79	grün	grün	rot	gelb
Champignon	15	grün	grün	grün	grün
Champignon gegart	15	grün	grün	grün	grün
Champignon getrocknet	211	grün	grün	grün	grün
Champignon getrocknet gegart	163	grün	grün	grün	grün
Champignon Konserve gegart	14	grün	grün	grün	grün
Champignon TK gegart	19	grün	grün	grün	grün
Champignoncremesuppe	32	rot	grün	rot	gelb
Champignoncremesuppe Trockenpr.	391	rot	grün	rot	gelb

Produktbezeichnung	Kalorien pro 100 g	Fett	Choles-terin	Satt-faktor	Fit-faktor
Champignonrahmsoße a. Trockenpr.	89	●○○	●○○	●○○	●○○
Champignons gedünstet	56	●○○	●○○	○●○	○●○
Champignons gefüllt	123	●○○	●○○	●○○	○●○
Champignons in Sahnesoße	71	●○○	●○○	○●○	○●○
Cheddar 50 % F. i. Tr.	405	●○○	●○○	●○○	●○○
Cheeseburger	258	○●○	●○○	●○○	●○○
Cheeseburger Burger King	254	○●○	●○○	●○○	●○○
Cherimoya	65	○○●	○○●	○○●	○○●
Cherry Brandy	305	○○●	○○●	●○○	●○○
Chester 20 %	245	○●○	○●○	●○○	○●○
Chester 45 % F. i. Tr.	367	●○○	○●○	●○○	○●○
Chicken McNuggets	207	●○○	●○○	●○○	●○○
Chicken Supreme	591	●○○	●○○	●○○	●○○
Chicken Supreme mit Käse	634	●○○	●○○	●○○	●○○
Chicoree mit Käse überbacken	72	●○○	●○○	●○○	○●○
Chicoree netto	17	○○●	○○●	○○●	○○●
Chicoreesalat mit Dressing	110	●○○	○○●	○●○	○●○
Chicoreesalat mit Öl	142	●○○	○○●	●○○	○●○
Chilli con carne	80	●○○	○●○	○●○	○●○
Chilli Gewürz	329	○●○	○○●	○○●	○○●
Chillisoße mit Tomaten	126	○○●	○○●	○○●	○●○
Chinakohl	14	○○●	○○●	○○●	○○●
Chinakohl gegart	12	○○●	○○●	○○●	○○●
Chinakohl gesäuert	8	○○●	○○●	○○●	○○●
Chinesische Suppe	78	○●○	●○○	●○○	○●○
Chio					
– Chips Red Paprika	551	●○○	●○○	●○○	●○○
– Chips Salt and Vinegar	549	●○○	●○○	●○○	●○○
– Chips Sour Cream and Onion	551	●○○	●○○	●○○	●○○
– Flips Classic Peanut	489	○●○	●○○	●○○	●○○
– Jumbo Flips	483	○●○	●○○	●○○	●○○
– Tortilla Chips Nacho Cheese	501	○●○	●○○	●○○	●○○

Produktbezeichnung	Kalorien pro 100 g	Fett	Choles-terin	Satt-faktor	Fit-faktor
– Tortilla Chips Original Salted	501	○●○	●○○	●○○	●○○
Choco Crossis	525	●○○	●○○	●○○	●○○
Cidre lieblich	44	○○●	○○●	●○○	●○○
Cidre trocken	37	○○●	○○●	●○○	●○○
Clementine	46	○○●	○○●	○○●	○○●
Clementine Konserve netto	80	○○●	○○●	○●○	○●○
Clementinensaft	44	○○●	○○●	●○○	○○●
Coca Cola	41	○○●	○○●	●○○	●○○
Coca Cola Cherry	43	○○●	○○●	●○○	●○○
Coca Cola light	1	○○●	○○●	●○○	●○○
Cocktail Dressing Fertigprodukt	577	●○○	○●○	●○○	○●○
Cocktail Kirsche	265	○○●	○○●	●○○	○●○
Cocktails	141	○○●	○○●	●○○	●○○
Cocktailwürstchen	304	●○○	○●○	●○○	○●○
Coco Pops	378	○○●	●○○	●○○	●○○
Coco Cabana dunkel	489	●○○	○●○	●○○	●○○
Coco Cabana hell	490	●○○	○●○	●○○	●○○
Cognac	237	○○●	○○●	●○○	●○○
Cola	61	○○●	○○●	●○○	●○○
Cola kalorienarm	4	○○●	○○●	●○○	○○●
Colori Langnese	79	○○●	○●○	●○○	●○○
Cordon bleu vom Kalb	183	○●○	●○○	●○○	●○○
Cordon bleu vom Schwein	217	○●○	●○○	●○○	●○○
Corned Beef	141	○●○	●○○	●○○	○●○
Corned Beef deutsch Konserve	126	○○●	●○○	●○○	●○○
Cornetto Bottermelk-Zitrone	241	○●○	○●○	●○○	○●○
Cornetto Erdbeer	309	○●○	●○○	●○○	●○○
Cornetto Haselnuss	331	●○○	●○○	●○○	●○○
Cornflakes	355	○○●	○○●	●○○	○●○
Cornflakes mit Milch und Zucker	191	○○●	○○●	●○○	●○○
Cornflakes mit Zucker und Honig	353	○○●	○○●	●○○	○●○
Cornichons netto	16	○○●	○○●	○○●	○○●

Produktbezeichnung	Kalorien pro 100 g	Fett	Choles-terin	Satt-faktor	Fit-faktor
Country Burger	420	rot	rot	rot	rot
Country Burger mit Käse	463	rot	rot	rot	rot
Couscous	226	gelb	grün	rot	grün
Crema Puddingcreme Caramel	130	gelb	rot	rot	rot
Crema Puddingcreme Kokos	137	gelb	rot	rot	rot
Crema Puddingcreme Schoko	131	gelb	rot	rot	rot
Creme Fraiche 30 % Fett	288	rot	rot	rot	rot
Creme Fraiche 40 %	373	rot	rot	rot	rot
Cremeeis	188	gelb	rot	rot	rot
Cremetorte Biskuit	316	rot	rot	rot	rot
Cremetorte Rührteig	261	gelb	rot	rot	rot
Cremetorte m. Schokoladenguss	297	gelb	rot	rot	rot
Cremissimo					
– Amarena	206	gelb	rot	rot	rot
– Nocciolato	221	rot	rot	rot	rot
– Stracciatella	241	gelb	rot	rot	rot
– Vanille	219	gelb	rot	rot	rot
– Walnuss	268	rot	rot	rot	rot
Crepes Suzette	189	gelb	rot	rot	rot
Crispy Chicken	467	rot	rot	rot	rot
Crispy Chicken mit Käse	518	rot	rot	rot	rot
Croissant	508	rot	grün	rot	rot
Croissant mit Schokolade	411	rot	rot	rot	rot
Croque Mozzarella m. Tomaten	208	gelb	grün	rot	grün
Croque Salami m. Salat u. Tomate	250	gelb	gelb	rot	gelb
Croque Schinken m. Käse, Salat, Tom.	226	gelb	gelb	rot	gelb
Cuja Mara Split	137	gelb	rot	rot	gelb
Cumberlandsauce	199	grün	grün	rot	rot
Curacao	318	grün	grün	rot	rot
Curry Bratwurst	273	rot	gelb	rot	gelb
Curry Grillsoße	134	grün	grün	rot	gelb
Curry Reisfleisch	124	grün	gelb	rot	gelb

Produktbezeichnung	Kalorien pro 100 g	Fett	Choles-terin	Satt-faktor	Fit-faktor
Curryketchup	110	○○●	○○●	●○○	○○●
Currypulver	319	○○●	○○●	○○●	○●○
Curryreis mit Mandeln	128	○●○	○○●	●○○	○○●
Currysoße indisch	64	●○○	○○●	○●○	○○●
Currywurst mit Curryketchup	264	●○○	○●○	●○○	○●○
D					
Dampfnudeln	255	○●○	●○○	●○○	●○○
Danablu 50 % F. i. Tr.	345	●○○	●○○	●○○	●○○
Danbo 45 % F. i. Tr.	322	●○○	○●○	●○○	○●○
Dattel frisch	280	○○●	○○●	○○●	○○●
Dattel getrocknet	285	○○●	○○●	○○●	○○●
Debreziner	330	●○○	○●○	●○○	○●○
Debreziner Bohnengulasch	92	●○○	●○○	○●○	○●○
Delikatess Leberwurst	328	●○○	●○○	●○○	○●○
Delikatess Pastete	277	●○○	●○○	●○○	●○○
Dessertwein	190	○○●	○○●	●○○	●○○
Deutsche Salami	365	●○○	●○○	●○○	●○○
Diabetiker Eiswaffeln	446	●○○	●○○	●○○	○●○
Diabetiker Haferkeks	414	○●○	○○●	○●○	○○●
Diabetiker Kompott	80	○○●	○○●	●○○	○●○
Diabetiker Nussnougatcreme	521	○●○	○○●	●○○	○●○
Diabetiker Vollkornzwieback	352	○○●	○○●	○○●	○●○
Diabetikerbier Pils	38	○○●	○○●	●○○	●○○
Diabetikermarmelade mit Fruktose	109	○○●	○○●	○●○	○○●
Diabetikerschokolade	409	○○●	○○●	○●○	○●○
Diabetikersirup	272	○○●	○○●	●○○	○●○
Diabetikersüßspeisen	64	○●○	●○○	○●○	○●○
»Diabetikerzucker«	236	○○●	○○●	●○○	○●○
Diätfruchtbuttermilch Erdbeer	35	○○●	○●○	●○○	○●○
Diätfruchtjoghurt	43	○○●	○●○	●○○	○●○
Diätspeiseeis	114	○●○	○●○	●○○	●○○

Produktbezeichnung	Kalorien pro 100 g	Fett	Cholesterin	Sattfaktor	Fitfaktor
Dicke Bohne gegart	99	grün	grün	grün	grün
Dicke Bohne Konserve gegart	53	grün	grün	grün	grün
Dicke Bohne Konserve netto	72	grün	grün	grün	grün
Dicke Bohne TK	89	grün	grün	grün	grün
Dicke Bohnen in heller Sauce	86	grün	grün	gelb	grün
Dicke Bohneneintopf mit Speck	168	gelb	grün	grün	grün
Dickmanns					
normal	366	gelb	rot	rot	rot
– Mini	425	gelb	rot	rot	rot
– Mini dunkel	424	gelb	gelb	rot	rot
– Mini Vollmilch	423	gelb	rot	rot	rot
– Mini weiß	427	gelb	rot	rot	rot
– Super	366	gelb	gelb	rot	rot
Dickmilch 1,5 % Fett	46	gelb	gelb	rot	gelb
Dickmilch 3,5 % Fett	64	gelb	rot	rot	gelb
Dickmilch 10 % Fett	118	rot	rot	rot	gelb
Dickmilch m. Früchten 1,5 % Fett	83	grün	grün	rot	gelb
Dickmilch m. Früchten 3,5 % Fett	97	grün	gelb	rot	rot
Die Ofenfrische Pizza					
– Champignon	175	gelb	rot	gelb	rot
– Gemüse	185	gelb	gelb	gelb	gelb
– Margherita	206	gelb	rot	rot	rot
– Paprika-Bolognese	197	gelb	rot	rot	rot
– Peperoni-Salami	227	gelb	rot	rot	rot
– Salami	230	gelb	rot	rot	rot
– Schinken-Zwiebel Spezial	193	gelb	rot	rot	rot
– Speciale	217	gelb	rot	rot	rot
– Spinat	192	gelb	rot	gelb	gelb
– Thunfisch	202	gelb	rot	rot	rot
– Pizza Vier-Käse	225	gelb	rot	rot	rot
Dill frisch	55	grün	grün	grün	grün
Dill getrocknet	256	grün	grün	grün	grün

Produktbezeichnung	Kalorien pro 100 g	Fett	Choles-terin	Satt-faktor	Fit-faktor
Dill Gewürz	293	○○●	○○●	○○●	○○●
Dill Pulver	262	○○●	○○●	○○●	○○●
Dill TK	55	○○●	○○●	○○●	○○●
Dillgurke sauer	8	○○●	○○●	○○●	○○●
Diplomatenauflauf	192	○○●	●○○	●○○	●○○
Distelöl	879	●○○	○○●	●○○	○○●
Dominosteine	386	○○●	○○●	●○○	●○○
Donauwellen	312	●○○	●○○	●○○	●○○
Döner Kebab	190	○○●	●○○	●○○	●○○
Donuts Choco	396	●○○	●○○	●○○	●○○
Donuts Crocant	396	●○○	●○○	●○○	●○○
Donuts mit Schoko McDonalds	424	●○○	●○○	●○○	●○○
Donuts mit Zucker McDonalds	435	●○○	●○○	●○○	●○○
Doppelbock	62	○○●	○○●	●○○	○●○
Dörrpflaumenkompott	69	○○●	○○●	○○●	○●○
Dosenschinken	121	○●○	●○○	●○○	●○○
Dr. Oetker					
– Crème Double	408	●○○	●○○	●○○	●○○
– Crème Fraîche Classic	297	●○○	●○○	●○○	●○○
– Crème Légère	170	●○○	●○○	●○○	●○○
– Jobst Erdbeer	100	○●○	○○●	○●○	○●○
– Jobst Himbeer	97	○●○	○○●	○●○	○●○
– Jobst Kirsch	105	○●○	○○●	○●○	○●○
– Jobst Pfirsich-Aprikose	103	○●○	○○●	○●○	○●○
– Kirsch-Grütze m. Vanille-Creme	113	○○●	○●○	○●○	○●○
– Rote Grütze m. Vanille-Creme	108	○○●	○●○	○●○	○●○
– Waldbeer-Grütze m. Vanille-Creme	108	○○●	○●○	○●○	○●○
Dresdner Stollen	408	○●○	○●○	●○○	○●○
Du darfst Brotaufstrich 24 % Fett	234	●○○	○●○	●○○	●○○
Du darfst Halbfettbutter	364	●○○	○●○	●○○	●○○
Dukatenplätzchen	516	●○○	○●○	●○○	●○○
Duplo	544	●○○	●○○	●○○	●○○

Produktbezeichnung	Kalorien pro 100 g	Fett	Choles-terin	Satt-faktor	Fit-faktor
E					
Eclairs mit Sahne	294	●○○	●○○	●○○	●○○
Ed. v. Schleck	190	○●○	○○●	●○○	●○○
Edamer 30 %	257	●○○	○●○	●○○	○●○
Edamer 45 % F. i. Tr.	354	●○○	○●○	●○○	○●○
Edel Reizker frisch	14	○●○	○○●	○○●	○○●
Edelkastanie gegart	168	○○●	○○●	○○●	○●○
Edelkastanie geröstet	239	○●○	○○●	○○●	○●○
Edelkastanie geröstet u. gesalzen	234	○●○	○○●	○○●	○●○
Edelkastanienmus	178	○○●	○○●	○○●	○●○
Edelpilzkäse 45 % F. i. Tr.	303	●○○	○●○	●○○	○●○
Edelpilzkäse 60 %	425	●○○	●○○	●○○	●○○
Egg McMuffin	277	●○○	●○○	●○○	●○○
Ei	154	●○○	●○○	●○○	○●○
Ei gebraten	164	●○○	●○○	●○○	●○○
Ei gegart	149	●○○	●○○	●○○	○●○
Eier mit Senfsoße	125	●○○	●○○	●○○	●○○
Eier russisch	202	●○○	●○○	●○○	●○○
Eierflockensuppe	34	●○○	●○○	●○○	○●○
Eierlikör	285	○○●	●○○	●○○	●○○
Eierpfannkuchen	210	○●○	●○○	●○○	●○○
Eierstich Suppeneinlage	109	●○○	●○○	●○○	○●○
Eigelb	348	●○○	●○○	●○○	●○○
Eigelb getrocknet	661	●○○	●○○	●○○	●○○
Eintopf mit Gemüse	54	○○●	○○●	○○●	○○●
Eis mit Sahne	136	●○○	●○○	●○○	●○○
Eis mit Sahne und Früchten	126	●○○	●○○	●○○	●○○
Eisbaisertorte	238	○●○	●○○	●○○	●○○
Eisbecher Birne Helene	183	●○○	○●○	●○○	●○○
Eisbecher m. Sahne u. Früchten	198	●○○	●○○	●○○	●○○
Eisbecher Pfirsich Melba	178	○●○	○●○	●○○	●○○
Eisbein gekocht	140	○●○	●○○	●○○	●○○

Produktbezeichnung	Kalorien pro 100 g	Fett	Choles-terin	Satt-faktor	Fit-faktor
Eisbein Haxe fe. gegart	250	●○○	●○○	●○○	●○○
Eisbein Haxe mf. gegart	219	○●○	●○○	●○○	●○○
Eisbergsalat	13	○○●	○○●	○○●	○○●
Eisbock	87	○○●	○○●	●○○	○●○
Eiscreme	160	○○●	○○●	●○○	●○○
Eiskaffee	229	●○○	●○○	●○○	●○○
Eiskonfekt	522	○●○	○○●	●○○	●○○
Eistee Burger King	32	○○●	○○●	●○○	●○○
Eiswein Beerenauslese	98	○○●	○○●	●○○	●○○
Eiszapfen weiß	14	○○●	○○●	○○●	○○●
Eiweiß	50	○○●	○○●	●○○	○○●
Eiweißpulver	357	○○●	○○●	●○○	○○●
Elisenlebkuchen	412	○●○	○●○	●○○	●○○
Emmentaler 45 % F. i. Tr.	383	●○○	●○○	●○○	●○○
Endivien	11	○○●	○○●	○○●	○○●
Energieriegel Haselnusscreme	461	○●○	○○●	○●○	●○○
Ente gebraten mit Orangensauce	218	●○○	●○○	●○○	●○○
Ente m. Haut gegart	174	○●○	●○○	●○○	●○○
Entenfett	882	●○○	○●○	●○○	○●○
Entenklein gegart	177	○●○	●○○	●○○	●○○
Entenleber	131	○●○	●○○	●○○	●○○
Entenschenkel gegart	182	○●○	●○○	●○○	●○○
Erbse gekeimt	32	○○●	○○●	○○●	○○●
Erbse grün gegart	84	○○●	○○●	○○●	○○●
Erbse grün getrocknet gegart	105	○○●	○○●	○○●	○●○
Erbse grün Konserve gegart	70	○○●	○○●	○○●	○●○
Erbse grün TK gegart	84	○○●	○○●	○○●	○○●
Erbsen Mais Gemüse gedünstet	119	○●○	○○●	○○●	○●○
Erbseneintopf mit Würstchen	90	○●○	○○●	○●○	○○●
Erbsenpüree von Trockenerbsen	94	○○●	○○●	○○●	○○●
Erbsensuppe	61	○●○	○○●	○●○	○●○
Erbsensuppe mit Speck	86	○●○	○○●	○○●	○●○

Produktbezeichnung	Kalorien pro 100 g	Fett	Choles-terin	Satt-faktor	Fit-faktor
Erbsensuppe püriert	84	gelb	grün	grün	gelb
Erbswurst	306	rot	grün	gelb	gelb
Erdbeerbowle	79	grün	grün	rot	rot
Erdbeercreme	161	rot	rot	rot	rot
Erdbeere	32	grün	grün	grün	grün
Erdbeere Konserve netto	66	grün	grün	gelb	grün
Erdbeere TK	34	grün	grün	grün	grün
Erdbeereis	105	grün	grün	rot	gelb
Erdbeeren gezuckert	94	grün	grün	gelb	gelb
Erdbeerkonfitüre	268	grün	grün	rot	gelb
Erdbeersahnetorte	202	gelb	rot	rot	rot
Erdbeerschaum	160	rot	gelb	gelb	gelb
Erdnuss	561	rot	grün	gelb	grün
Erdnuss dragiert	530	rot	grün	gelb	rot
Erdnuss entfettet	275	grün	grün	grün	gelb
Erdnuss geröstet	579	rot	grün	gelb	gelb
Erdnuss geröstet und gesalzen	568	rot	grün	gelb	gelb
Erdnussbutter	597	rot	grün	rot	gelb
Erdnussflips	529	rot	grün	rot	rot
Erdnussöl	879	rot	grün	rot	grün
Erdnussplätzchen	520	rot	gelb	rot	rot
Esrom 45 % F. i. Tr.	313	rot	gelb	rot	gelb
Essig	19	grün	grün	rot	grün
Essig Kräutersoße	531	rot	grün	rot	grün
Essigmarinade	302	rot	grün	rot	grün
Essigsäure	284	grün	grün	rot	grün
Estragon frisch	49	grün	grün	grün	gelb
Estragon getrocknet	332	grün	grün	gelb	grün
F					
Fanta Orange	41	grün	grün	rot	gelb
Fanta Orange light	3	grün	grün	rot	grün

Produktbezeichnung	Kalorien pro 100 g	Fett	Choles-terin	Satt-faktor	Fit-faktor
Fasan	135	⚪🟡⚪	🔴⚪⚪	🔴⚪⚪	⚪🟡⚪
Federweißer	76	⚪⚪🟢	⚪⚪🟢	🔴⚪⚪	🔴⚪⚪
Feige frisch	63	⚪⚪🟢	⚪⚪🟢	⚪⚪🟢	⚪⚪🟢
Feige getrocknet	284	⚪⚪🟢	⚪⚪🟢	⚪⚪🟢	⚪⚪🟢
Feldsalat	14	⚪⚪🟢	⚪⚪🟢	⚪⚪🟢	⚪⚪🟢
Fenchel	25	⚪⚪🟢	⚪⚪🟢	⚪⚪🟢	⚪⚪🟢
Fenchel gegart	22	⚪⚪🟢	⚪⚪🟢	⚪⚪🟢	⚪⚪🟢
Fenchel TK gegart	25	⚪⚪🟢	⚪⚪🟢	⚪⚪🟢	⚪⚪🟢
Fenchelgemüse gedünstet	53	🔴⚪⚪	⚪🟡⚪	⚪⚪🟢	⚪🟡⚪
Fenchelsamen frisch	345	⚪⚪🟢	⚪⚪🟢	⚪⚪🟢	⚪🟡⚪
Fenchelsamen Pulver	365	⚪🟡⚪	⚪⚪🟢	⚪⚪🟢	⚪🟡⚪
Ferkel mf.	177	🔴⚪⚪	🔴⚪⚪	🔴⚪⚪	⚪🟡⚪
Ferrero Küsschen	589	🔴⚪⚪	🔴⚪⚪	🔴⚪⚪	🔴⚪⚪
Feta	236	🔴⚪⚪	⚪🟡⚪	🔴⚪⚪	⚪🟡⚪
ff-					
– Chipsfrisch Oriental	560	🔴⚪⚪	🔴⚪⚪	🔴⚪⚪	🔴⚪⚪
– Chipsfrisch Peperoni	551	🔴⚪⚪	🔴⚪⚪	🔴⚪⚪	🔴⚪⚪
– Chipsfrisch ungarisch	551	🔴⚪⚪	🔴⚪⚪	🔴⚪⚪	🔴⚪⚪
– Erdnuss-Flippies	497	🔴⚪⚪	🔴⚪⚪	🔴⚪⚪	🔴⚪⚪
– Frit-Sticks ungarisch	524	🔴⚪⚪	🔴⚪⚪	🔴⚪⚪	🔴⚪⚪
– Riffel's Naturell	542	🔴⚪⚪	🔴⚪⚪	🔴⚪⚪	🔴⚪⚪
– Rustica	552	🔴⚪⚪	🔴⚪⚪	🔴⚪⚪	🔴⚪⚪
– Zwiebli-Ringe	506	🔴⚪⚪	🔴⚪⚪	🔴⚪⚪	🔴⚪⚪
Filetsteak gebraten	148	⚪🟡⚪	🔴⚪⚪	🔴⚪⚪	🔴⚪⚪
Filetsteak mit Kräuterbutter	274	🔴⚪⚪	🔴⚪⚪	🔴⚪⚪	⚪🟡⚪
Filetwurst	247	🔴⚪⚪	🔴⚪⚪	🔴⚪⚪	🔴⚪⚪
Fisch Filegro in Kräutersoße TK	114	🔴⚪⚪	🔴⚪⚪	🔴⚪⚪	🔴⚪⚪
Fisch Filegro Müllerin Art TK	143	🔴⚪⚪	🔴⚪⚪	🔴⚪⚪	🔴⚪⚪
Fisch in Gelee	186	⚪🟡⚪	🔴⚪⚪	🔴⚪⚪	⚪🟡⚪
Fisch Konservensuppe	65	⚪🟡⚪	🔴⚪⚪	🔴⚪⚪	⚪🟡⚪
Fisch TK paniert	118	⚪⚪🟢	🔴⚪⚪	🔴⚪⚪	🔴⚪⚪
Fischbrühe	23	🔴⚪⚪	⚪⚪🟢	🔴⚪⚪	⚪⚪🟢

Produktbezeichnung	Kalorien pro 100 g	Fett	Choles-terin	Satt-faktor	Fit-faktor
Fischfilet gebraten	116	○●○	●○○	●○○	●○○
Fischfilet gegrillt	142	○●○	●○○	●○○	○●○
Fischfilet gekocht	93	○○●	●○○	●○○	○●○
Fischfilet Müllerin	179	○●○	●○○	●○○	○●○
Fischfilet paniert	173	○●○	●○○	●○○	●○○
Fischfrikadelle	158	○●○	●○○	●○○	●○○
Fischfrikadelle TK	128	○○●	●○○	●○○	●○○
Fischklops	97	○○●	●○○	●○○	●○○
Fischmäc	265	●○○	●○○	●○○	●○○
Fischrogen frisch	139	○○●	●○○	●○○	○○●
Fischrogen gegart	159	○○●	●○○	●○○	○●○
Fischstäbchen gebraten	193	○●○	●○○	●○○	●○○
Fischstäbchen TK	118	○○●	●○○	●○○	●○○
Fischsuppe gebunden	123	●○○	●○○	●○○	○●○
Fish King	423	●○○	●○○	●○○	●○○
Fish King mit Käse	406	●○○	●○○	●○○	●○○
Fladenbrot	235	○○●	○○●	●○○	○●○
Flädle Trockenprod.	352	○○●	●○○	●○○	○●○
Flädlesuppe	67	○●○	○●○	●○○	○●○
Flammeri mit Erdbeeren	144	●○○	●○○	●○○	●○○
Fleisch gegart	223	○●○	●○○	●○○	○●○
Fleisch Gemüse Pie	221	○●○	●○○	●○○	○●○
Fleisch roh	202	●○○	●○○	●○○	○●○
Fleischbrühe klar	49	○●○	●○○	●○○	○●○
Fleischbrühe Konserve	24	●○○	○○●	●○○	○○●
Fleischbrühe mit Gemüse	40	○●○	●○○	●○○	○●○
Fleischbrühe mit Nudeln	65	○●○	●○○	●○○	○●○
Fleischbrühe Würfel	149	○○●	○○●	●○○	○○●
Fleischkäse einfach	316	●○○	○●○	●○○	○●○
Fleischkäse grob	269	●○○	●○○	●○○	○●○
Fleischkäse im Teigmantel	355	●○○	●○○	●○○	●○○
Fleischklößchen	192	●○○	●○○	●○○	●○○

Produktbezeichnung	Kalorien pro 100 g	Fett	Cholesterin	Sattfaktor	Fitfaktor
Fleischpastete	250	rot	rot	rot	rot
Fleischsuppe klar Brühwürfel	149	grün	grün	rot	grün
Fleischtomate	17	grün	grün	grün	grün
Fleischwurst	283	rot	gelb	rot	gelb
Fleischwurst im Blätterteig	331	rot	gelb	rot	gelb
Fleischwurst Konserve	326	rot	gelb	rot	gelb
Fleischwürzmittel	224	grün	grün	rot	grün
Flunder gebraten	147	gelb	rot	rot	rot
Flunder gegart	46	gelb	rot	rot	gelb
Flunder geräuchert	101	gelb	rot	rot	gelb
Flunder paniert	179	gelb	rot	rot	rot
Flusskrebs gegart	92	grün	rot	rot	gelb
Flusskrebs Konserve in Öl netto	153	rot	rot	rot	gelb
Forelle blau	118	grün	rot	rot	gelb
Forelle gegart	64	grün	rot	rot	gelb
Forelle geräuchert	120	grün	rot	rot	gelb
Forelle Müllerin	177	gelb	rot	rot	gelb
Forelle paniert	188	gelb	rot	rot	rot
Forelle TK gegart	123	grün	rot	rot	gelb
Forellenfilet	113	grün	rot	rot	gelb
Frankfurter Kranz	363	rot	rot	rot	rot
Frankfurter Würstchen	276	rot	rot	rot	gelb
French Dressing Fertigprodukt	208	rot	grün	rot	gelb
Frikadelle	156	gelb	rot	rot	rot
Frikadelle mit Kartoffelsalat und Senf	109	gelb	gelb	gelb	gelb
Frischkäse 50 % F. i. Tr.	281	rot	rot	rot	rot
Frischkäse 70 %	377	rot	rot	rot	rot
Frischk. m. Kräutern Magerstufe	90	grün	grün	rot	gelb
Frischkäsezubereitung 20 % F. i. Tr.	105	gelb	gelb	rot	gelb
Frischkäsezubereitung 50 % F. i. Tr.	284	rot	rot	rot	gelb
Fritierfett	883	rot	grün	rot	rot
Froschschenkel gegart	48	grün	rot	rot	rot

Produktbezeichnung	Kalorien pro 100 g	Fett	Cholesterin	Sattfaktor	Fitfaktor
Froschschenkelfleisch gegart	69	⚪⚪🟢	🔴⚪⚪	🔴⚪⚪	⚪🟡⚪
Frosties	375	⚪⚪🟢	⚪⚪🟢	🔴⚪⚪	🔴⚪⚪
Fruchtcreme	313	⚪🟡⚪	⚪⚪🟢	🔴⚪⚪	⚪🟡⚪
Fruchtdickmilch mit Süßstoff	62	⚪🟡⚪	⚪🟡⚪	⚪🟡⚪	⚪🟡⚪
Früchtebrot	350	⚪🟡⚪	⚪🟡⚪	🔴⚪⚪	🔴⚪⚪
Früchtebrot Rührteig	350	⚪🟡⚪	⚪🟡⚪	🔴⚪⚪	🔴⚪⚪
Fruchteis	132	⚪⚪🟢	⚪⚪🟢	🔴⚪⚪	⚪🟡⚪
Früchtemüsli	340	⚪⚪🟢	⚪⚪🟢	⚪🟡⚪	⚪⚪🟢
Früchtequark	103	⚪⚪🟢	⚪⚪🟢	🔴⚪⚪	⚪🟡⚪
Früchtetee	1	⚪⚪🟢	⚪⚪🟢	🔴⚪⚪	⚪🟡⚪
Fruchtgummi	188	⚪⚪🟢	⚪⚪🟢	🔴⚪⚪	🔴⚪⚪
Fruchtjoghurt mit Süßstoff	64	⚪🟡⚪	🔴⚪⚪	⚪🟡⚪	🔴⚪⚪
Fruchtquark mit Süßstoff	73	⚪⚪🟢	⚪⚪🟢	🔴⚪⚪	⚪🟡⚪
Fruchtsaftg. Zitrus kalorienarm	12	⚪⚪🟢	⚪⚪🟢	⚪🟡⚪	⚪⚪🟢
Fruchtsaftgetränk Trauben	62	⚪⚪🟢	⚪⚪🟢	🔴⚪⚪	⚪🟡⚪
Fruchtsaftgetränk Zitrus	47	⚪⚪🟢	⚪⚪🟢	🔴⚪⚪	⚪⚪🟢
Fruchtsaftlikör	305	⚪⚪🟢	⚪⚪🟢	🔴⚪⚪	🔴⚪⚪
Fruchtschnitten	313	⚪🟡⚪	⚪⚪🟢	⚪🟡⚪	⚪🟡⚪
Fruchtzucker	405	⚪⚪🟢	⚪⚪🟢	🔴⚪⚪	⚪🟡⚪
Fruchtzwerge	148	🔴⚪⚪	🔴⚪⚪	🔴⚪⚪	⚪🟡⚪
Fruchtzwerge Multivitamin	121	⚪🟡⚪	🔴⚪⚪	🔴⚪⚪	⚪⚪🟢
Frühlingsqu. m. Kartoffel u. Butter	103	⚪🟡⚪	⚪🟡⚪	🔴⚪⚪	⚪⚪🟢
Frühlingsrolle m. Gemüsefüllung	203	🔴⚪⚪	⚪🟡⚪	🔴⚪⚪	⚪🟡⚪
Frühlingssuppe klar	50	⚪⚪🟢	⚪🟡⚪	⚪🟡⚪	⚪⚪🟢
Frühstücksfleisch	289	🔴⚪⚪	🔴⚪⚪	🔴⚪⚪	⚪🟡⚪
Fürst Pückler Bombe	322	🔴⚪⚪	🔴⚪⚪	🔴⚪⚪	🔴⚪⚪
Fürst Pückler Eis Langnese	182	⚪🟡⚪	🔴⚪⚪	🔴⚪⚪	🔴⚪⚪
G					
Gans frisch	338	🔴⚪⚪	🔴⚪⚪	🔴⚪⚪	🔴⚪⚪
Gans gegart	279	🔴⚪⚪	🔴⚪⚪	🔴⚪⚪	🔴⚪⚪
Gänsebraten mit Soße	325	🔴⚪⚪	🔴⚪⚪	🔴⚪⚪	🔴⚪⚪

Produktbezeichnung	Kalorien pro 100 g	Fett	Choles-terin	Satt-faktor	Fit-faktor
Gänseklein gegart	291	rot	rot	rot	rot
Gänseleber	131	gelb	rot	rot	rot
Gänseleber Fürstenberg	150	gelb	rot	rot	gelb
Gänseleber in Aspik	117	grün	rot	rot	gelb
Gänseleberpastete	247	rot	rot	rot	rot
Gänseleberwurst mit Trüffeln	252	rot	rot	rot	gelb
Gänseschenkel TK	218	rot	rot	rot	rot
Gänseschmalz	883	rot	gelb	rot	gelb
Garnele	102	grün	rot	rot	gelb
Garnelensuppe Konserve	88	grün	rot	rot	gelb
Gartenkürbis	13	grün	grün	grün	grün
Gartenkürbis Konserve	9	grün	grün	grün	grün
Gazpacho	19	rot	gelb	gelb	grün
Geflügel Dippers TK	259	rot	rot	rot	rot
Geflügel gegart	189	gelb	rot	rot	gelb
Geflügel Sticks TK	218	gelb	rot	rot	rot
Geflügelbrühe	80	rot	rot	rot	rot
Geflügelcremesuppe	60	rot	gelb	rot	gelb
Geflügeldöner	164	grün	rot	rot	gelb
Geflügelsalat m. Walnüssen u. Sahne	262	rot	rot	rot	rot
Gekochte Eier	154	rot	rot	rot	rot
Gekröse Kalb gegart	135	gelb	rot	rot	gelb
Gelatine	343	grün	grün	rot	grün
Gelee einfach	280	grün	grün	rot	gelb
Gelee extra	259	grün	grün	rot	gelb
Geleefrüchte	329	grün	grün	grün	gelb
Gemüse Mac	239	rot	gelb	gelb	gelb
Gemüse Putenwurst Du darfst	106	gelb	gelb	rot	gelb
Gemüse überbacken in Käsesoße	89	rot	rot	gelb	gelb
Gemüsebratling	132	gelb	grün	rot	grün
Gemüsebrühe	19	rot	grün	gelb	grün
Gemüseburger	118	grün	rot	gelb	gelb

Produktbezeichnung	Kalorien pro 100 g	Fett	Cholesterin	Sattfaktor	Fitfaktor
Gemüsecremesuppe	37	gelb	gelb	gelb	grün
Gemüseeintopf	72	gelb	rot	gelb	grün
Gemüseeintopf mit Hammel	91	gelb	rot	grün	rot
Gemüseeintopf mit Rind	47	grün	gelb	grün	gelb
Gemüseeintopf mit Weißkohl	52	gelb	grün	grün	grün
Gemüsemischung gegart	34	grün	grün	grün	grün
Gemüsemischung Kons. gegart	29	grün	grün	grün	grün
Gemüsemischung Kons. netto	32	grün	grün	grün	grün
Gemüsemischung TK gegart	34	grün	grün	grün	grün
Gemüseplatte mit Kartoffeln	80	gelb	grün	grün	grün
Gemüserisotto	101	grün	grün	gelb	grün
Gemüses. gegart m. Essigmarinade	38	grün	grün	grün	grün
Gemüses.gegart m. Joghurtdressing	41	grün	grün	grün	grün
Gemüsesaft	32	grün	grün	rot	grün
Gemüsesalat gegart m. Mayonnaise	87	rot	gelb	grün	gelb
Gemüsesuppe ital.	38	gelb	gelb	grün	gelb
Gemüsesuppe klar	45	gelb	gelb	grün	gelb
Gemüsezwiebel	28	grün	grün	grün	grün
Genever	194	grün	grün	rot	gelb
Germknödel	255	gelb	gelb	rot	rot
Gerste Vollkorn	320	grün	grün	grün	grün
Gerste Vollkorn gegart	102	grün	grün	grün	grün
Gerstenbrot	210	grün	grün	gelb	grün
Getränkepulver Orange	383	grün	grün	rot	grün
Getreidebratling	118	grün	gelb	grün	gelb
Gewürzgurke netto	16	grün	grün	grün	grün
Gewürzkuchen Rührteig	360	gelb	rot	rot	rot
Gewürzmischung chinesisch	309	grün	grün	gelb	gelb
Gin	262	grün	grün	rot	rot
Giotto	622	rot	rot	rot	rot
Glühwein	105	grün	grün	rot	rot
Glutamat	402	grün	grün	rot	gelb

Produktbezeichnung	Kalorien pro 100 g	Fett	Choles-terin	Satt-faktor	Fit-faktor
Glutenfr. Biskuit	496	○●○	○○●	●○○	○●○
Glutenfr. Brot dunkel	222	○○●	○○●	●○○	○●○
Glutenfr. Brot hell	234	○○●	○○●	●○○	○○●
Glutenfr. Hirsebrot	253	○○●	○○●	○●○	○○●
Glutenfr. Hirsemüsli	307	○○●	○○●	○○●	○●○
Glutenfr. Kastanienbrot	177	○○●	○○●	●○○	○○●
Glutenfr. Knusperbrot	267	○○●	○○●	○○●	○●○
Glutenfr. Körnerbrot	218	○○●	○○●	○○●	○●○
Glutenfr. Kuchen	414	○●○	○○●	●○○	○●○
Glutenfr. Löffelbiskuit	418	○○●	●○○	●○○	●○○
Glutenfr. Maiskekse	438	○●○	○○●	●○○	○●○
Glutenfr. Mehl	350	○○●	○○●	●○○	○○●
Glutenfr. Mehlmischung für Brot	349	○○●	○○●	●○○	○○●
Glutenfr. Nudeln roh	355	○○●	○○●	●○○	○○●
Glutenfr. Paniermehl	373	○○●	○○●	●○○	○○●
Glutenfr. Plätzchen	235	○○●	○○●	●○○	○○●
Glutenfr. Rosinenbrot	273	○○●	○○●	○●○	○●○
Glutenfr. Toastbrot	288	○○●	○○●	○●○	○○●
Glutenfr. Waffeln	511	○●○	○○●	●○○	○●○
Glutenfr. Zwieback	435	○●○	○●○	●○○	○●○
Goldbackfisch TK	150	○●○	●○○	●○○	●○○
goldfischli Original	462	○●○	○●○	●○○	●○○
goldfischli Paprika	468	○●○	○●○	●○○	●○○
goldfischli Sesam	484	●○○	○●○	●○○	●○○
Gorgonzola	356	●○○	●○○	●○○	●○○
Götterspeise Gelee	60	○○●	○○●	●○○	●○○
Gouda 45 % F. i. Tr.	365	●○○	○●○	●○○	○●○
Gouda 50 % F. i. Tr.	367	●○○	○●○	●○○	○●○
Gouda 60 % F. i. Tr.	420	●○○	●○○	●○○	●○○
Grahambrot	212	○○●	○○●	○○●	○○●
Granatapfel	78	○○●	○○●	○●○	○○●
Granatapfelsaft	77	○○●	○○●	●○○	○●○

Produktbezeichnung	Kalorien pro 100 g	Fett	Cholesterin	Sattfaktor	Fitfaktor
Grand Marnier	318	grün	grün	rot	rot
Grapefruit	50	grün	grün	rot	grün
Grapefruit gezuckert	99	grün	grün	rot	gelb
Grapefruitsaft	48	grün	grün	rot	grün
Graubrot	210	grün	grün	gelb	gelb
Graupen	339	grün	grün	rot	grün
Graupensuppe	49	gelb	grün	rot	grün
Graupensuppe klar	68	gelb	gelb	rot	gelb
Greyerzer 50 % F. i. Tr.	406	rot	rot	rot	rot
Grießbrei	73	grün	rot	rot	rot
Grießklößchen Trockenprodukt	352	grün	rot	rot	gelb
Grießklößchensuppe	144	rot	rot	rot	gelb
Grießklöße	151	gelb	rot	rot	gelb
Grießklöße Fertigprodukt	161	grün	rot	rot	gelb
Grießnockerln	442	rot	rot	rot	rot
Grießpudding	218	gelb	rot	rot	rot
Grießsuppe mit Gemüseeinlage	47	gelb	grün	gelb	grün
Grilled Chicken McDonalds	213	gelb	rot	rot	rot
Grillsoße Barbecue	146	grün	grün	rot	gelb
Grillsoße mexikanisch	59	grün	grün	grün	grün
Grillsteak	159	grün	rot	rot	gelb
Grüne Bohneneintopf mit Rind	61	grün	gelb	grün	grün
Grüne Soße	235	rot	gelb	rot	gelb
Grünkern Gemüse Bratling	144	gelb	rot	gelb	gelb
Grünkern Vollkorn	324	grün	grün	gelb	grün
Grünkern Vollkorn gegart	104	grün	grün	grün	grün
Grünkernsuppe	99	rot	gelb	rot	gelb
Grünkohl	37	grün	grün	grün	grün
Grünkohl gegart	28	grün	grün	grün	grün
Grünkohl gesäuert	19	grün	grün	grün	grün
Grünkohl Konserve netto	33	grün	grün	grün	grün
Grünkohl TK	40	grün	grün	grün	grün

Produktbezeichnung	Kalorien pro 100 g	Fett	Cholesterin	Sattfaktor	Fitfaktor
Grünkohleintopf m. Schweinebauch	116	rot	gelb	gelb	grün
Guave	38	grün	grün	grün	grün
Guave Konserve netto	76	grün	grün	grün	gelb
Guavennektar	51	grün	grün	rot	gelb
Gulaschsuppe	62	gelb	gelb	rot	gelb
Gulaschsuppe Konserve	110	gelb	rot	rot	rot
Gummi Arabicum	343	grün	grün	rot	grün
Gummibonbons	188	grün	grün	rot	gelb
Gurke	12	grün	grün	grün	grün
Gurke gesäuert	7	grün	grün	grün	grün
Gurke Konserve netto	10	grün	grün	grün	grün
Gurke sauer	8	grün	grün	grün	grün
Gurke süß-sauer	18	grün	grün	grün	grün
Gurkengemüse	31	rot	gelb	gelb	grün
Gurkenrahmsuppe mit Dill	42	rot	gelb	gelb	gelb
Gurkensalat mit Dressing	41	rot	grün	rot	grün
Gurkensalat mit Joghurt	58	rot	grün	gelb	grün
Gurkentrunk	4	grün	grün	gelb	grün
H					
Hackbällchen auf Tomate	129	rot	rot	rot	gelb
Hackbraten mit Soße	179	rot	rot	rot	rot
Hackfleisch gemischt gegart	239	rot	rot	rot	rot
Hackfleisch gemischt roh	221	rot	rot	rot	rot
Hackfleisch Rind gegart	223	gelb	rot	rot	rot
Hackfleisch Rind roh	202	rot	rot	rot	rot
Hackfleisch Schwein gegart	264	rot	rot	rot	rot
Hackfleisch Schwein roh	250	rot	rot	rot	rot
Hacksteak Fertiggericht	188	rot	rot	rot	rot
Hacksteak gegart	201	rot	rot	rot	rot
Hafer Vollkorn	353	grün	grün	gelb	grün
Haferbrei	161	gelb	gelb	gelb	gelb

Produktbezeichnung	Kalorien pro 100 g	Fett	Cholesterin	Sattfaktor	Fitfaktor
Haferflocken	370	grün	grün	rot	grün
Haferflocken gegart	79	grün	grün	gelb	grün
Haferflocken Vollkorn	370	grün	grün	rot	grün
Haferflockenplätzchen	417	gelb	rot	rot	rot
Hafergrütze gegart	108	grün	grün	gelb	grün
Hafervollkornbrot	206	grün	grün	grün	grün
Hagebutte	108	grün	grün	grün	grün
Hagebutte gegart	112	grün	grün	grün	grün
Hagebuttenkonfitüre	296	grün	grün	rot	gelb
Hähnchen gegart	189	gelb	rot	rot	gelb
Hähnchen gegrillt	174	gelb	rot	rot	gelb
Hähnchen Innereien gegart	147	grün	rot	rot	gelb
Hähnchen Marengo	162	rot	rot	rot	rot
Hähnchenbrustfilet gebraten	111	grün	rot	rot	gelb
Hähnchenflügel	208	rot	rot	rot	gelb
Hähnchenklein gegart	228	rot	rot	rot	gelb
Hähnchenleber gegart	147	grün	rot	rot	gelb
Hähnchenschenkel gegart	214	gelb	rot	rot	gelb
Halbbitterkuvertüre	396	grün	grün	gelb	rot
Hallimasch frisch	15	gelb	grün	grün	grün
Halwa	379	grün	grün	rot	rot
Ham und Eggs McDonalds	221	gelb	rot	rot	rot
Hamburger Aalsuppe	82	gelb	rot	gelb	rot
Hamburger Pfannfisch	107	gelb	rot	rot	gelb
Hamburger	246	gelb	rot	rot	rot
Hamburger Burger King	246	gelb	rot	rot	rot
Hamburger Royal	252	rot	rot	rot	rot
Hamburger Royal TS	227	rot	rot	rot	rot
Hammelbraten ma. gegart	180	gelb	rot	rot	gelb
Hammelbraten mf.	222	rot	rot	rot	gelb
Hammelfilet gegart	150	grün	rot	rot	gelb
Hammelkeule gegart	271	rot	rot	rot	gelb

Produktbezeichnung	Kalorien pro 100 g	Fett	Choles-terin	Satt-faktor	Fit-faktor
Hammelkotelett ma. gegart	247	rot	rot	rot	gelb
Hammelkotelett mf. gegart	259	rot	rot	rot	gelb
Hanuta	526	rot	rot	rot	rot
Happen Langnese	219	gelb	rot	rot	rot
Happy Hippo Snack	562	rot	rot	rot	rot
Haribo					
– Color-Rado	342	grün	grün	rot	rot
– Erdbeeren	370	grün	rot	rot	gelb
– Frucht-Kracher	382	grün	grün	rot	gelb
– Goldbären	340	grün	grün	rot	gelb
– Happy-Cola	340	grün	grün	rot	gelb
– Katinchen	320	grün	grün	rot	rot
– Konfekt	354	grün	grün	rot	rot
– Piratos	320	grün	grün	rot	rot
– Salino	320	grün	grün	rot	rot
– Salzbrezel	350	grün	grün	rot	rot
– Saure Pommes	340	grün	grün	rot	gelb
– Schnecken	294	grün	grün	rot	rot
– Stafetten	345	grün	grün	rot	rot
– Tropi Frutti	350	grün	grün	rot	gelb
– Tutti Frutti	349	grün	grün	rot	gelb
– Weinland	340	grün	grün	rot	gelb
Hartkaramelle gefüllt	359	grün	grün	rot	rot
Hase fe. gegart	153	grün	rot	rot	rot
Hase ma. gegart	153	grün	rot	rot	gelb
Hase mf. gegart	153	grün	rot	rot	gelb
Haselnuss Krokant	451	grün	grün	rot	rot
Haselnuss netto	636	rot	grün	rot	gelb
Haselnussberge	467	rot	gelb	rot	rot
Haselnusscreme Dessert	236	rot	rot	rot	rot
Haselnusskugeln	525	rot	grün	rot	gelb
Haselnussmus	652	rot	grün	rot	gelb

Produktbezeichnung	Kalorien pro 100 g	Fett	Choles-terin	Satt-faktor	Fit-faktor
Haselnussöl	882	rot	grün	rot	grün
Hasenbraten mit Soße	170	rot	rot	rot	gelb
Hasenpfeffer mit Soße	153	gelb	rot	rot	gelb
Hasenragout	61	grün	rot	rot	gelb
Hausm. Blutwurst Konserve	344	rot	gelb	rot	gelb
Hausm. Leberwurst Konserve	301	rot	rot	rot	rot
Hausmacher Blutwurst	344	rot	gelb	rot	gelb
Hausmacher Sülze Konserve	275	rot	rot	rot	rot
Havarti 45 % F. i. Tr.	322	rot	gelb	rot	gelb
Hecht gegart	50	grün	rot	rot	gelb
Hecht TK gegart	93	grün	rot	rot	gelb
Hechtfilet gegart	93	grün	rot	rot	gelb
Hechtfilet paniert	169	gelb	rot	rot	rot
Hefe Boller	321	gelb	gelb	rot	rot
Hefe frisch	83	grün	grün	grün	grün
Hefe trocken	288	grün	grün	grün	grün
Hefeaufstrichpaste m. Champignons	192	rot	grün	rot	grün
Hefeaufstrichpaste m. Kräutern	197	rot	grün	rot	grün
Hefebrühe Extr. m. Gemüse gekörnt	239	gelb	grün	rot	grün
Hefebrühe Extrakt	291	rot	grün	rot	grün
Hefebrühe Extrakt mit Gemüse	260	gelb	grün	rot	grün
Hefeklöße im Backofen	279	grün	gelb	rot	gelb
Hefeplinsen	225	gelb	rot	rot	rot
Hefepudding	347	gelb	gelb	rot	rot
Hefeteig	302	gelb	gelb	rot	gelb
Hefeteigschnecke	324	gelb	rot	rot	rot
Hefeweizenbier	38	grün	grün	rot	rot
Hefezopf	302	grün	rot	rot	rot
Heidelbeere	42	grün	grün	grün	grün
Heidelbeere gegart	44	grün	grün	grün	grün
Heidelbeere gezuckert	103	grün	grün	grün	gelb
Heidelbeere Konserve netto	74	grün	grün	grün	gelb

Produktbezeichnung	Kalorien pro 100 g	Fett	Choles-terin	Satt-faktor	Fit-faktor
Heidelbeere TK	44	grün	grün	grün	grün
Heidelbeerkonfitüre	271	grün	grün	rot	gelb
Heidelbeerkonfitüre extra m. Süßstoff	69	grün	grün	gelb	grün
Heilbutt gegart	88	grün	rot	rot	gelb
Heilbutt gegrillt	171	gelb	rot	rot	gelb
Heilbutt geräuchert	102	grün	rot	rot	gelb
Heilbutt paniert	180	gelb	rot	rot	rot
Heilbutt TK gegart	112	grün	rot	rot	gelb
Heilbuttfilet	97	grün	rot	rot	gelb
Heilbuttfilet gegart	112	grün	rot	rot	gelb
Hering geräuchert	217	rot	rot	rot	gelb
Hering grün gegrillt	251	rot	rot	rot	gelb
Hering Konserve in Öl netto	207	rot	rot	rot	rot
Hering Konserve netto	203	rot	rot	rot	rot
Hering TK gegart	237	rot	rot	rot	gelb
Heringsfilet gegart	237	rot	rot	rot	gelb
Heringsfilet gegrillt	254	rot	rot	rot	gelb
Heringsfilet in Dillrahmcreme	172	rot	rot	rot	rot
Heringsfilet in Tomatensoße	184	rot	rot	rot	rot
Heringsfilet m. Remouladensoße	199	rot	rot	rot	rot
Heringsfilet Matjesart	209	rot	rot	rot	rot
Heringsfilet paniert	263	gelb	rot	rot	rot
Himbeere	34	grün	grün	grün	grün
Himbeere gegart	36	grün	grün	grün	grün
Himbeere Konserve netto	68	grün	grün	grün	gelb
Himbeere TK	35	grün	grün	grün	grün
Himbeeren gezuckert	82	grün	grün	grün	gelb
Himbeergeist	242	grün	grün	rot	rot
Himbeerkompott	66	grün	grün	grün	grün
Himbeerkonfitüre	268	grün	grün	rot	gelb
Himmel und Erde	70	grün	grün	grün	grün
Himmel und Erde m. Blutwurst	164	rot	grün	rot	gelb

Produktbezeichnung	Kalorien pro 100 g	Fett	Choles-terin	Satt-faktor	Fit-faktor
Hinterschinken	121	gelb	rot	rot	gelb
Hirsch fe. gegart	149	grün	rot	rot	rot
Hirsch ma. gegart	149	grün	rot	rot	gelb
Hirsch mf. gegart	149	grün	rot	rot	gelb
Hirschbraten mit Soße	88	gelb	rot	rot	rot
Hirschhornsalz	155	grün	grün	rot	grün
Hirschkotelett mit Pfifferlingen	147	rot	rot	rot	rot
Hirse ganzes Korn	331	grün	grün	grün	grün
Hirse gegart	114	grün	grün	rot	grün
Hirsevollkornbrot	217	grün	grün	gelb	grün
Holunderbeere gegart	50	grün	grün	grün	grün
Holunderbeere netto	48	grün	grün	grün	grün
Holunderbeersaft	50	grün	grün	rot	grün
Holundersuppe mit Äpfeln	47	grün	grün	gelb	gelb
Holzofenbrot	210	grün	grün	gelb	grün
Honig	306	grün	grün	rot	gelb
Honigkuchen	359	grün	gelb	rot	rot
Honigmelone	26	grün	grün	grün	grün
Honigpfannkuchen	259	gelb	rot	rot	rot
Hörnchen Blätterteig	470	gelb	grün	rot	rot
Hörnchen Hefeteig	307	grün	grün	rot	gelb
Hühnerbr. m. Nudeln gekörnt	149	grün	grün	rot	grün
Huhnerbrühe gekörnt	149	grün	grün	rot	grün
Hühnerbrühe mit Nudeln	87	rot	rot	rot	gelb
Hühnerfrikassee	135	rot	rot	rot	gelb
Hühnerpastete	260	rot	rot	rot	rot
Hülsenfruchtgemüse	25	grün	grün	grün	grün
Hummer	86	grün	rot	rot	gelb
Hummer gegart	88	grün	rot	rot	gelb
Hummer gekocht Thermidor	123	gelb	rot	rot	gelb
Hummersalat mit Mayonnaise	129	rot	rot	rot	rot
Hummersuppe	123	rot	rot	rot	rot

Produktbezeichnung	Kalorien pro 100 g	Fett	Choles-terin	Satt-faktor	Fit-faktor
Husarenkrapfen	533	●○○	●○○	●○○	●○○
Hüttenkäse 10 %	90	○○●	○●○	●○○	○●○
Hüttenkäse 20 % F. i. Tr.	102	○●○	○●○	●○○	○●○
Hüttenkäse Magerstufe	81	○○●	○○●	●○○	○○●
I					
Ingwer kandiert	260	○○●	○○●	●○○	○●○
Ingwerknolle	50	○○●	○○●	○●○	○○●
Ingwerpulver	304	○○●	○○●	○●○	○●○
Intermezzo					
– Gemüse-Chili-Sauerrahm	262	●○○	●○○	●○○	●○○
– Paprika-Hackfleisch-Sauerrahm	278	●○○	●○○	●○○	●○○
– Salami-Cayenne-Sauerrahm	278	●○○	●○○	●○○	●○○
– Schinken-Sauerrahm	276	●○○	●○○	●○○	●○○
– Spinat-Sauerrahm	257	●○○	●○○	●○○	●○○
– Thunfisch-Sauerrahm	279	●○○	●○○	●○○	●○○
Irish Stew	88	○●○	○●○	○●○	○○●
Italian Dressing	508	●○○	○○●	●○○	○●○
Italian Dressing Fertigprodukt	230	●○○	○○●	●○○	●○○
J					
Jacobsmuschel	77	○○●	●○○	●○○	○●○
Jagdwurst	218	●○○	●○○	●○○	○●○
Jagdwurst fettarm	205	●○○	●○○	●○○	○●○
Jägerpilzsuppe	32	●○○	○○●	●○○	○○●
Jägerschnitzel	115	○●○	●○○	●○○	●○○
Jägersoße	74	○●○	○○●	●○○	○○●
Jarlsberg 45 % F. i. Tr.	349	●○○	●○○	●○○	●○○
Jerome 45 % F. i. Tr.	318	●○○	○●○	●○○	○●○
Jodiertes Salz	0	○○●	○○●	●○○	○○●
Joghurt 1,5 % Fett	46	○●○	○●○	●○○	○●○
Joghurt 3,5 % Fett	66	○●○	●○○	●○○	○●○

Produktbezeichnung	Kalorien pro 100 g	Fett	Choles-terin	Satt-faktor	Fit-faktor
Joghurt Dressing	119	●○○	●○○	●○○	○●○
Joghurt m. Früchten 1,5 % Fett	83	○○●	○○●	●○○	○●○
Joghurt m. Früchten 3,5 % Fett	99	○○●	○●○	●○○	●○○
Joghurt mit Müsli	126	○●○	○○●	●○○	○●○
Joghurt mit Sahne	116	●○○	●○○	●○○	●○○
Joghurt mit Vanille und Nuss	114	○○●	○●○	●○○	●○○
Joghurt Trinkjoghurt 1,5 % Fett	71	○●○	○●○	●○○	○●○
Joghurt Trinkjoghurt 3,5 % Fett	88	○●○	●○○	●○○	●○○
Joghurteis	139	○●○	○●○	●○○	○●○
Johannisbeere rot	43	○○●	○○●	○○●	○○●
Johannisbeere rot TK	45	○○●	○○●	○○●	○○●
Johannisbeere schwarz	57	○○●	○○●	○○●	○○●
Johannisbeere schwarz gegart	60	○○●	○○●	○○●	○○●
Johannisbeere schwarz TK	59	○○●	○○●	○○●	○○●
Johannisbeere weiß	51	○○●	○○●	○○●	○○●
Johannisbeere weiß Kons. netto	78	○○●	○○●	○○●	○●○
Johannisbeerkonfitüre rot	272	○○●	○○●	●○○	○●○
Johannisbeerkonfitüre schwarz	277	○○●	○○●	●○○	○●○
Johannisbeerkuchen Hefeteig	249	○●○	●○○	○●○	●○○
Johannisbeernektar rot	67	○○●	○○●	●○○	○●○
Johannisbeersaft rot	102	○○●	○○●	●○○	○○●
Johannisbeersaft schwarz	114	○○●	○○●	●○○	○○●
Johannisbrotkernmehl	60	○○●	○○●	○○●	○○●
K					
Kabeljau auf Chinagemüse	71	○○●	●○○	○○●	○●○
Kabeljau gegart	65	○○●	●○○	●○○	○●○
Kabeljau gekocht	82	○○●	●○○	●○○	○●○
Kabeljau Konserve netto	75	○○●	●○○	●○○	○●○
Kabeljau paniert	165	○●○	●○○	●○○	●○○
Kabeljau TK gegart	90	○○●	●○○	●○○	○●○
Kabeljaufilet	77	○○●	●○○	●○○	○●○

Produktbezeichnung	Kalorien pro 100 g	Fett	Choles-terin	Satt-faktor	Fit-faktor
Kabeljaufilet gegart	90	grün	rot	rot	gelb
Kaffee Getränk	2	grün	grün	rot	grün
Kaffee Instant Pulver	339	grün	grün	rot	grün
Kaffee mit Alkohol	17	grün	grün	rot	rot
Kaffee mit Kondensmilch	6	gelb	gelb	rot	rot
Kaffee mit Milch	4	grün	grün	rot	grün
Kaffee mit Milch und Zucker	12	grün	grün	rot	gelb
Kaffee mit Zucker	10	grün	grün	rot	gelb
Kaffee Zichorien Pulver	189	grün	grün	rot	gelb
Kaffeecreme	133	gelb	rot	rot	rot
Kaffeeersatz Getränk	2	grün	grün	rot	gelb
Kaffeesahne 10 % F.	117	rot	rot	rot	gelb
Kaffeesahne 30 % F.	271	rot	rot	rot	rot
Kaffeeweißer	549	rot	grün	rot	grün
Kaffeeweißer Coffee-mate	667	rot	gelb	rot	rot
Kaiserreis	156	gelb	gelb	rot	rot
Kaiserschmarrn	190	gelb	rot	rot	rot
Kakaobutter	879	rot	grün	rot	gelb
Kakaogetränkepulver löslich	391	grün	grün	gelb	gelb
Kakaop. schwach entölt gezuckert	385	grün	grün	gelb	gelb
Kakaopulver schwach entölt	342	rot	grün	grün	gelb
Kakaotrunk Trinkschokolade	131	grün	grün	rot	gelb
Kaki gegart	74	grün	grün	grün	grün
Kalb Muskelfleisch	94	grün	rot	rot	gelb
Kalbfleisch ma. gegart	137	grün	rot	rot	gelb
Kalbfleischpastete	230	rot	rot	rot	gelb
Kalbfleischsuppe Trockenprodukt	143	rot	rot	rot	gelb
Kalbfleischwurst	321	rot	gelb	rot	gelb
Kalbsbraten gegart	137	grün	rot	rot	gelb
Kalbsfilet gebraten	195	gelb	rot	rot	gelb
Kalbsfilet gegart	142	grün	rot	rot	gelb
Kalbsfrikassee	91	gelb	rot	rot	rot

Produktbezeichnung	Kalorien pro 100 g	Fett	Cholesterin	Sattfaktor	Fitfaktor
Kalbsgeschnetzeltes Zürcher Art	130	rot	rot	rot	rot
Kalbsgulasch gegart	152	grün	rot	rot	rot
Kalbshirn gegart	117	rot	rot	rot	gelb
Kalbskäsebrät	285	rot	gelb	rot	gelb
Kalbskeule ma. gegart	134	grün	rot	rot	gelb
Kalbskeule mf. gegart	144	grün	rot	rot	rot
Kalbskotelett ma. gegart	136	grün	rot	rot	gelb
Kalbskotelett mf. gegart	172	gelb	rot	rot	rot
Kalbskotelett natur	184	gelb	rot	rot	gelb
Kalbskotelett paniert	267	gelb	rot	rot	gelb
Kalbsleber gebraten	152	gelb	rot	rot	gelb
Kalbsleberwurst	316	rot	rot	rot	gelb
Kalbslende gegart	142	grün	rot	rot	gelb
Kalbsniere gegart	116	gelb	rot	rot	gelb
Kalbsragout m. Champig. u. Soße	92	gelb	rot	rot	gelb
Kalbsroulade ma. gegart	134	grün	rot	rot	gelb
Kalbsroulade mf. gegart	144	grün	rot	rot	rot
Kalbsschnitzel ma. gegart	134	grün	rot	rot	gelb
Kalbsschnitzel mf. gegart	144	grün	rot	rot	rot
Kalte Ente Getränk	101	grün	grün	rot	rot
Kandierte Früchte	263	grün	grün	rot	gelb
Kaninchen fe. gegart	188	gelb	rot	rot	rot
Kaninchen ma. gegart	148	grün	rot	rot	gelb
Kaninchen mf. gegart	188	gelb	rot	rot	gelb
Kapern	414	gelb	grün	gelb	gelb
Kapernsoße	86	rot	rot	rot	gelb
Karamellcreme	108	grün	gelb	rot	rot
Karamellflammeri	147	grün	rot	rot	rot
Karamellsoße	160	gelb	rot	rot	rot
Karausche gegart	72	gelb	rot	rot	gelb
Karauschenfilet gebraten	121	gelb	rot	rot	gelb
Kardamom	336	grün	grün	grün	grün

Produktbezeichnung	Kalorien pro 100 g	Fett	Choles-terin	Satt-faktor	Fit-faktor
Karpfen blau	117	gelb	rot	rot	gelb
Karpfen gegart	66	gelb	rot	rot	gelb
Karpfen paniert	188	gelb	rot	rot	rot
Karpfen TK gegart	122	gelb	rot	rot	gelb
Karpfenfilet	116	gelb	rot	rot	gelb
Karpfenfilet gegart	122	gelb	rot	rot	gelb
Kartoffel gegart	69	grün	grün	grün	grün
Kartoffel Käsegratin mit Tomaten	135	rot	rot	gelb	gelb
Kartoffel Lauchcremesuppe	79	gelb	rot	rot	gelb
Kartoffel roh	71	grün	grün	grün	grün
Kartoffel Spinat Auflauf	91	gelb	rot	gelb	gelb
Kartoffel Trockenprodukt	328	grün	grün	grün	grün
Kartoffel ungeschält gegart	57	grün	grün	grün	grün
Kartoffelauflauf	153	rot	rot	rot	gelb
Kartoffelbrei	79	grün	grün	gelb	grün
Kartoffelbreipulver	328	grün	grün	grün	grün
Kartoffelchips	535	rot	grün	rot	rot
Kartoffelflocken Trockenprodukt	328	grün	grün	grün	grün
Kartoffelgratin	107	gelb	gelb	gelb	grün
Kartoffelkloß aus rohen Kartoffeln	79	grün	grün	gelb	grün
Kartoffelkloß halb halb aus Pulver	96	grün	grün	gelb	grün
Kartoffelkloß Trockenprod. gar	327	grün	grün	gelb	grün
Kartoffelkloß Trockenprodukt	325	grün	grün	gelb	grün
Kartoffelklöße	88	grün	rot	gelb	grün
Kartoffelklöße halb und halb	94	grün	grün	gelb	grün
Kartoffelkroketten	136	gelb	gelb	gelb	gelb
Kartoffelpuffer	153	gelb	rot	gelb	gelb
Kartoffelpüree	108	gelb	gelb	rot	gelb
Kartoffelsalat mit Dressing	107	gelb	grün	gelb	grün
Kartoffelsalat mit Mayonnaise	101	gelb	grün	gelb	grün
Kartoffelstärke	341	grün	grün	rot	grün
Kartoffelsuppe	42	gelb	gelb	gelb	grün

Produktbezeichnung	Kalorien pro 100 g	Fett	Cholesterin	Sattfaktor	Fitfaktor
Kartoffelsuppe mit Gemüse	57	○●○	○○●	○●○	○○●
Kartoffelsuppe mit Wurst	86	○●○	○○●	○●○	○○●
Kartoffelwurst	304	●○○	○●○	●○○	○●○
Käse Hartkäse 45 % F. i. Tr.	383	●○○	●○○	●○○	●○○
Käse Hartkäse Magerstufe	167	○○●	○○●	●○○	○○●
Käse Wurst Salat m. Essigmarinade	209	●○○	○●○	●○○	○●○
Käsecremesuppe m. Schmelzkäse	100	●○○	○●○	●○○	○●○
Käsefondue	253	●○○	●○○	●○○	●○○
Käsegebäck Blätterteig	527	●○○	●○○	●○○	●○○
Käsekuchen Mürbeteig	276	○●○	●○○	●○○	●○○
Käsenockerln	233	●○○	●○○	●○○	●○○
Käsesahnetorte	209	○○●	●○○	●○○	●○○
Käsesalat	212	●○○	○●○	●○○	○●○
Käseschinkenwurst	232	●○○	●○○	●○○	○●○
Käsesoße	112	●○○	○○●	●○○	○●○
Käsespätzle	199	○●○	●○○	●○○	●○○
Käsetoast	298	●○○	●○○	●○○	●○○
Käsetorte Rührteig	342	○●○	○●○	●○○	●○○
Kasseler Aufschnitt	172	●○○	●○○	●○○	○●○
Kasseler im Teigmantel	226	●○○	●○○	●○○	●○○
Katenrauchwurst	365	●○○	●○○	●○○	○●○
Katfisch gegart	50	○○●	●○○	●○○	○●○
Katfischfilet	88	○○●	●○○	●○○	○●○
Katfischfilet gegart	103	○○●	●○○	●○○	○●○
Kaugummi	387	○○●	○○●	●○○	○●○
Kaviar echt	259	○●○	●○○	●○○	○●○
Kaviarersatz	102	○○●	●○○	●○○	○○●
Kefir 1,5 % Fett	50	○○●	○●○	●○○	○●○
Kefir 3,5 % Fett	66	○●○	●○○	●○○	○●○
Kefir mit Früchten 1,5 % Fett	86	○○●	○○●	●○○	○●○
Kefir mit Früchten 3,5 % Fett	99	○○●	○●○	●○○	●○○
Keks mit Schokolade	489	○●○	●○○	●○○	●○○

Produktbezeichnung	Kalorien pro 100 g	Fett	Cholesterin	Sattfaktor	Fitfaktor
Kelloggs					
– All-Bran Flakes	318	○○● grün	○○● grün	○○● grün	○○● grün
– All-Bran Plus	280	○○● grün	○○● grün	○○● grün	○○● grün
– Choco Corn Flakes	383	○○● grün	○○● grün	●○○ rot	○●○ gelb
– Choco Krispies	383	○○● grün	○○● grün	○●○ gelb	○●○ gelb
– Choco Smacks	385	○○● grün	○○● grün	●○○ rot	○●○ gelb
– Chocos	378	○○● grün	○○● grün	●○○ rot	○●○ gelb
– Chombos	386	○○● grün	○○● grün	●○○ rot	○●○ gelb
– Corn Flakes	368	○○● grün	○○● grün	●○○ rot	○●○ gelb
– Crunchy Nut Corn Flakes	383	○○● grün	○○● grün	○●○ gelb	○●○ gelb
– Froot Loops	388	○○● grün	○○● grün	●○○ rot	○●○ gelb
– Frosties	373	○○● grün	○○● grün	●○○ rot	○●○ gelb
– Frosties Spice	371	○○● grün	○○● grün	●○○ rot	○●○ gelb
– Honey Loops	371	○○● grün	○○● grün	●○○ rot	○●○ gelb
– Just Right	351	○○● grün	○○● grün	○●○ gelb	○●○ gelb
– Nutri-Grain 7-Früchte Müsli	371	○●○ gelb	○○● grün	○○● grün	○○● grün
– Nutri-Grain Knusper Müsli	470	○●○ gelb	○○● grün	○○● grün	○○● grün
– Nutri-Grain Mehrkorn Müsli	381	○●○ gelb	○○● grün	○○● grün	○○● grün
– Nutri-Grain Schoko Müsli	387	○●○ gelb	○○● grün	○●○ gelb	○●○ gelb
– Optima Fruit n'Fibre	353	○○● grün	○○● grün	○○● grün	○○● grün
– Optima Nut Feast	366	○○● grün	○○● grün	○○● grün	○○● grün
– Pops	385	○○● grün	○○● grün	●○○ rot	○○● grün
– Rice Krispies	373	○○● grün	○○● grün	○●○ gelb	○●○ gelb
– Smacks	369	○○● grün	○○● grün	●○○ rot	○●○ gelb
– Special K	369	○○● grün	○○● grün	○●○ gelb	○○● grün
– Toppas	340	○○● grün	○○● grün	○●○ gelb	○●○ gelb
– Toppas Choco	400	○●○ gelb	○○● grün	●○○ rot	○●○ gelb
– Toppas Traube	335	○○● grün	○○● grün	○●○ gelb	○●○ gelb
Kerbel frisch	48	○○● grün	○○● grün	○○● grün	○○● grün
Kerbel getrocknet	227	○○● grün	○○● grün	○○● grün	○○● grün
Kerbel Pulver	232	○○● grün	○○● grün	○○● grün	○○● grün
Kichererbse frisch	268	○○● grün	○○● grün	○○● grün	○○● grün

Produktbezeichnung	Kalorien pro 100 g	Fett	Cholesterin	Sattfaktor	Fitfaktor
Kichererbse gegart	114	grün	grün	grün	grün
Kichererbse getrocknet	325	grün	grün	grün	grün
Kichererbse Konserve gegart	27	grün	grün	grün	grün
Kichererbse Konserve netto	67	grün	grün	grün	grün
Kidney Bohne getrocknet	251	grün	grün	grün	grün
Kidney Bohne Konserve	63	grün	grün	grün	grün
Kinder					
– Bueno	572	rot	rot	rot	rot
– Country	546	rot	rot	rot	rot
– Maxi King	497	rot	rot	rot	rot
– Pingui	453	rot	rot	rot	rot
– Prof. Rino	565	rot	rot	rot	rot
– Riegel	557	rot	rot	rot	rot
– Überraschung	558	rot	rot	rot	rot
– Schokolade Riegel	560	rot	rot	rot	rot
– Schoko-Bons	550	rot	rot	rot	rot
King					
– Nuggets 6 Stück	273	rot	rot	rot	rot
– Pommes mittel	345	gelb	rot	rot	rot
– Sundae Erdbeer	136	gelb	rot	rot	rot
– Sundae Karamell	160	gelb	rot	rot	rot
– Sundae Schoko	136	gelb	rot	rot	rot
– Sundae Vanille	141	gelb	rot	rot	rot
– Wings 6 Stück	253	rot	rot	rot	rot
Kinley Bitter Lemon	41	grün	grün	rot	rot
Kinley Tonic Water	37	grün	grün	rot	rot
Kirsche sauer	58	grün	grün	gelb	grün
Kirsche sauer Konserve netto	88	grün	grün	gelb	gelb
Kirsche sauer TK	60	grün	grün	gelb	grün
Kirsche süß	63	grün	grün	gelb	grün
Kirsche süß Konserve netto	91	grün	grün	gelb	gelb
Kirschenklotzer	197	gelb	rot	rot	rot

Produktbezeichnung	Kalorien pro 100 g	Fett	Choles-terin	Satt-faktor	Fit-faktor
Kirschgrütze	75	grün	grün	rot	gelb
Kirschkompott	80	grün	grün	gelb	gelb
Kirschkonfitüre	277	grün	grün	rot	gelb
Kirschmichel	198	grün	rot	rot	rot
Kirschsaft sauer	58	grün	grün	rot	grün
Kirschstrudel	217	gelb	grün	rot	rot
Kirschtorte Mürbeteig	298	gelb	gelb	rot	rot
Kirschwasser	242	grün	grün	rot	rot
KitKat	508	rot	rot	rot	rot
KitKat Chunky	515	rot	rot	rot	rot
Kiwi	61	grün	grün	grün	grün
Klare Brühe mit Eierstich	59	gelb	rot	rot	gelb
Klarer	185	grün	grün	rot	rot
Knäckebrot	359	grün	grün	rot	grün
Knäckebrot ballaststoffreich	310	grün	grün	grün	grün
Knäckebrot mit Ölsamen	374	grün	grün	rot	grün
Knacker einfach	298	rot	gelb	rot	gelb
Knackwurst	283	rot	gelb	rot	gelb
Knoblauch	142	grün	grün	rot	gelb
Knoblauch gegart	124	grün	grün	gelb	gelb
Knoblauch getrocknet	354	grün	grün	rot	gelb
Knoblauch Grillsoße	118	grün	grün	rot	gelb
Knoblauchbutter	568	rot	rot	rot	rot
Knoblauchwurst	332	rot	gelb	rot	gelb
Knödelmehl	325	grün	grün	gelb	grün
Knödelpulver halb und halb	326	grün	grün	gelb	grün
Knoppers	528	rot	rot	rot	rot
Knorr					
– Fix Bolognese Trockenprodukt	350	gelb	gelb	rot	rot
– Fix Brathähnchen Trockenprodukt	270	grün	gelb	rot	rot
– Fix Chili con Carne Trockenprodukt	263	gelb	gelb	rot	rot
– Fix Stroganoff Trockenprodukt	340	gelb	gelb	rot	rot

Produktbezeichnung	Kalorien pro 100 g	Fett	Cholesterin	Sattfaktor	Fitfaktor
Kochbanane	123	○○● grün	○○● grün	●○○ rot	○○● grün
Kochbanane gegart	128	○○● grün	○○● grün	●○○ rot	○○● grün
Kochkäse 30 % F. i. Tr.	166	●○○ rot	○●○ gelb	●○○ rot	○●○ gelb
Kochkäse Magerstufe	84	○○● grün	○○● grün	●○○ rot	○○● grün
Kochmettwurst	291	●○○ rot	●○○ rot	●○○ rot	○●○ gelb
Kochsalami	321	●○○ rot	○●○ gelb	●○○ rot	○●○ gelb
Kochwurst	328	●○○ rot	●○○ rot	●○○ rot	○●○ gelb
Kohlgemüse	25	○○● grün	○○● grün	○○● grün	○○● grün
Kohlrabi	25	○○● grün	○○● grün	○○● grün	○○● grün
Kohlrabi gedünstet mit Sahne	93	●○○ rot	●○○ rot	●○○ rot	○●○ gelb
Kohlrabi gegart	20	○○● grün	○○● grün	○○● grün	○○● grün
Kohlrabi TK gegart	22	○○● grün	○○● grün	○○● grün	○○● grün
Kohlrabigemüse mit Soße	37	○●○ gelb	○○● grün	○○● grün	○○● grün
Kohlroulade Konserve	86	●○○ rot	●○○ rot	○●○ gelb	○●○ gelb
Kohlroulade mit Hackfüllung	80	○●○ gelb	○●○ gelb	○●○ gelb	○○● grün
Kohlrübe gegart	22	○○● grün	○○● grün	○○● grün	○○● grün
Kohlrübe TK gegart	22	○○● grün	○○● grün	○○● grün	○○● grün
Kokosfett	878	●○○ rot	○○● grün	●○○ rot	●○○ rot
Kokosfett gehärtet	878	●○○ rot	○○● grün	●○○ rot	●○○ rot
Kokosmakronen	439	●○○ rot	○○● grün	○●○ gelb	●○○ rot
Kokosmilch	24	○○● grün	○○● grün	●○○ rot	○●○ gelb
Kokosnuss	358	●○○ rot	○○● grün	○●○ gelb	○●○ gelb
Kokosnussraspeln	610	●○○ rot	○○● grün	○○● grün	○●○ gelb
Kolanuss	231	○○● grün	○○● grün	○○● grün	○●○ gelb
Kolanuss geröstet	290	○●○ gelb	○○● grün	○○● grün	○●○ gelb
Kölln					
– Blütenzarte Flocken	353	○●○ gelb	○○● grün	○○● grün	○●○ gelb
– Cakes	489	●○○ rot	○○● grün	○●○ gelb	○●○ gelb
– Feinschmecker Müsli	357	○●○ gelb	○○● grün	○○● grün	○○● grün
– Früchte Vollkorn Müsli	349	○●○ gelb	○○● grün	○○● grün	○○● grün
– Haferfleks mit Kleie	355	○●○ gelb	○○● grün	○○● grün	○○● grün
– Haferkleie Flocken	321	○●○ gelb	○○● grün	○○● grün	○○● grün

Produktbezeichnung	Kalorien pro 100 g	Fett	Choles-terin	Satt-faktor	Fit-faktor
– Instant Flocken	355	gelb	grün	grün	grün
– Joghurt Müsli	396	gelb	grün	grün	grün
– Knusper Müsli Apfel und Zimt	433	gelb	grün	grün	grün
– Knusper Müsli Schoko Krokant	453	gelb	grün	gelb	gelb
– Knusperflakes Müsli Honig	432	gelb	grün	gelb	gelb
– Knusperflakes Müsli Schoko	416	gelb	grün	gelb	gelb
– Knusperflakes Müsli Selection	393	gelb	grün	grün	grün
– Knusperflakes Müsli Zimt	444	gelb	grün	gelb	grün
– Knusprige Haferfleks	386	grün	grün	grün	grün
– Schoko Müsli	399	gelb	grün	gelb	gelb
– Köllns Echt Körnige	353	gelb	grün	grün	grün
– Köllns Multikorn Flocken	330	grün	grün	grün	grün
Kölsch	46	grün	grün	rot	rot
Kommissbrot	210	grün	grün	gelb	grün
Kompott gemischt	80	grün	grün	gelb	gelb
Kondensmilch 10 % Fett	176	gelb	rot	rot	rot
Kondensmilch 10 % Fett gezuckert	343	grün	gelb	rot	gelb
Kondensmilch mager	85	grün	grün	rot	gelb
Kondenssahne 15 % Fett gezuckert	373	gelb	gelb	rot	rot
Konfekt Schöller	374	rot	rot	rot	rot
Konfitüre einfach	279	grün	grün	rot	gelb
Konfitüre extra	258	grün	grün	rot	gelb
Königsberger Klops	190	rot	rot	rot	gelb
Königsberger Klops m. Kapernsoße	139	rot	rot	rot	gelb
Königsberger Klopse Konserve	127	rot	rot	rot	gelb
Königskuchen	349	gelb	rot	rot	rot
Königsrolle Langnese	183	gelb	rot	rot	rot
Kopfsalat	12	grün	grün	grün	grün
Kopfsalat mit Dressing	110	rot	grün	rot	grün
Koriander	313	gelb	grün	grün	grün
Krabben	91	grün	rot	rot	gelb
Krabben Konserve	72	grün	rot	rot	gelb

Produktbezeichnung	Kalorien pro 100 g	Fett	Cholesterin	Sattfaktor	Fitfaktor
Krabbencocktail m. Mayonnaise	160	rot	rot	rot	rot
Kräcker	376	grün	grün	rot	gelb
Kraftbrühe	53	rot	rot	rot	gelb
Kraftbrühe mit Flädle	74	rot	rot	rot	rot
Kraftbrühe mit Nudeln	63	gelb	rot	rot	gelb
Krakauer	299	rot	gelb	rot	gelb
Krapfen	171	grün	grün	rot	gelb
Kräuterbutter	644	rot	rot	rot	rot
Kräuteressig	20	grün	grün	rot	grün
Kräuterleberwurst	341	rot	rot	rot	rot
Kräutermischung frisch	45	grün	grün	grün	grün
Kräuterquark 30 % Fett	100	rot	gelb	rot	rot
Kräuterquark 40 % Fett	144	rot	rot	rot	rot
Kräutersalz	21	grün	grün	grün	grün
Kräutertee	1	grün	grün	rot	grün
Krautsalat m. Speck u. Zwiebeln	93	rot	grün	gelb	grün
Krautspätzle	136	gelb	rot	gelb	rot
Krautwickel mit Hackfüllung	99	gelb	rot	rot	grün
Krebssuppe	123	rot	rot	rot	gelb
Krebstiere gegart	93	grün	rot	rot	gelb
Kresse	38	gelb	grün	grün	grün
Kresse getrocknet	284	gelb	grün	grün	grün
Kressetrunk	13	gelb	grün	gelb	grün
Kreuzkümmel	408	gelb	grün	gelb	gelb
Krokant	451	grün	grün	rot	rot
Küchenkräuter frisch	52	grün	grün	grün	grün
Kümmel	362	gelb	grün	grün	gelb
Kümmelstange	465	gelb	gelb	rot	gelb
Kumquat	68	grün	grün	grün	grün
Kumquatkonfitüre	281	grün	grün	rot	gelb
Kunsthonig	336	grün	grün	rot	gelb
Kunstspeiseeis	61	grün	grün	rot	gelb

Produktbezeichnung	Kalorien pro 100 g	Fett	Choles-terin	Satt-faktor	Fit-faktor
Kürbis gegart	27	○○●	○○●	○●○	○○●
Kürbis Konserve netto	22	○○●	○○●	○○●	○○●
Kürbiscremesuppe	68	●○○	○●○	○●○	○●○
Kürbiskern	560	●○○	○○●	○●○	○○●
Kürbiskernöl	879	○●○	○○●	●○○	○●○
Kürbiskompott	42	○○●	○○●	●○○	○○●
Kürbissuppe	15	○○●	○○●	○●○	○○●
Kurkuma Gewürz	356	○○●	○○●	○●○	○●○
L					
Labskaus Konserve	103	○●○	●○○	●○○	○●○
Labskaus mit Rote Bete	113	○●○	●○○	●○○	●○○
Lachs	131	○●○	●○○	●○○	○○●
Lachs gegart	80	○○●	●○○	●○○	○○●
Lachs gekocht	199	●○○	●○○	●○○	○○●
Lachs geräuchert	138	○●○	●○○	●○○	○○●
Lachsfilet	112	○○●	●○○	●○○	○○●
Lachsfilet gegart	130	○○●	●○○	●○○	○○●
Lakritze	375	○○●	○○●	●○○	●○○
Lammfilet	150	○○●	●○○	●○○	○●○
Lammkotelett	251	●○○	●○○	●○○	○●○
Landjäger	456	●○○	○●○	●○○	○●○
Landmettwurst	310	●○○	●○○	●○○	●○○
Languste	102	○○●	●○○	●○○	○●○
Lasagne al forno	150	●○○	●○○	●○○	●○○
Lätta Halbfettmargarine	376	●○○	○○●	●○○	○●○
Lauchcremesuppe	91	●○○	●○○	●○○	○●○
Lauchgemüse gedünstet	55	○●○	○○●	○○●	○○●
Lauchgemüse in heller Soße	54	○●○	○○●	○●○	○○●
Lauchsuppe	84	●○○	●○○	●○○	○●○
Lauchsuppe passiert	91	●○○	○○●	●○○	○○●
Lauchzwiebel	42	○○●	○○●	○○●	○○●

Produktbezeichnung	Kalorien pro 100 g	Fett	Choles-terin	Satt-faktor	Fit-faktor
Laugengebäck	340	○○●	○○●	●○○	○○●
Leberkäse	269	●○○	●○○	●○○	○●○
Leberkäse gebraten	284	●○○	●○○	●○○	○●○
Leberklößchen	140	○●○	●○○	●○○	○●○
Leberknödel Konserve	158	○●○	●○○	●○○	○●○
Leberknödelsuppe	56	○●○	●○○	●○○	○●○
Leberpastete	299	●○○	●○○	●○○	●○○
Leberpresssack	351	●○○	●○○	●○○	●○○
Leberspätzle	195	○○●	●○○	●○○	●○○
Leberspätzlesuppe m. Fleischbrühe	38	○●○	●○○	●○○	○●○
Lebertran	882	●○○	●○○	●○○	○○●
Leberwurst einfach	330	●○○	●○○	●○○	●○○
Leberwurst fein	328	●○○	●○○	●○○	○●○
Leberwurst fettarm	271	●○○	●○○	●○○	○●○
Leberwurst grob	323	●○○	●○○	●○○	○●○
leicht und cross	345	○○●	○○●	○●○	○○●
Leinöl	879	●○○	○○●	●○○	○○●
Leinsamen	372	●○○	○○●	○○●	○○●
Leinsamen geschrotet	379	●○○	○○●	○○●	○○●
Leipziger Allerlei	38	○●○	○○●	○○●	○○●
Leng gegart	63	○○●	●○○	●○○	○●○
Lengfilet gegart	96	○○●	●○○	●○○	○●○
Liebesperlen	380	○○●	○○●	●○○	●○○
Liebstöckel frisch	42	○○●	○○●	○○●	○○●
Liegnitzer	374	○○●	○●○	●○○	●○○
Lift Apfelsaftschorle	25	○○●	○○●	●○○	○●○
Likörwein	153	○○●	○○●	●○○	●○○
Likörwein trocken	153	○○●	○○●	●○○	●○○
Lila Pause					
– Alpenmilch	541	●○○	●○○	●○○	●○○
– Cocos-M.	595	●○○	●○○	●○○	●○○
– Erdbeer	541	●○○	●○○	●○○	●○○

Produktbezeichnung	Kalorien pro 100 g	Fett	Choles-terin	Satt-faktor	Fit-faktor
– Joghurt-Creme	568	●○○	●○○	●○○	●○○
Limabohne frisch	65	○○●	○○●	○○●	○○●
Limabohne frisch gegart	65	○○●	○○●	○○●	○○●
Limabohne getrocknet	310	○○●	○○●	○○●	○○●
Limabohne getrocknet gegart	80	○○●	○○●	○○●	○○●
Limabohne Konserve gegart	54	○○●	○○●	○○●	○○●
Limabohne Konserve netto	54	○○●	○○●	○○●	○○●
Limburger 20 % F. i. Tr.	188	○●○	○●○	●○○	○●○
Limburger 45 % F. i. Tr.	287	●○○	○●○	●○○	○●○
Limette	47	○●○	○○●	○●○	○○●
Limettensaft	92	○○●	○○●	●○○	○○●
Limonade kalorienarm	3	○○●	○○●	●○○	○○●
Limonade koffeinhaltig	61	○○●	○○●	●○○	○●○
Limonade mit Fruchtgeschmack	42	○○●	○○●	●○○	○○●
Limonade mit Fruchtsäften	50	○○●	○○●	●○○	○○●
Limonade mit Kohlensäure	42	○○●	○○●	●○○	○○●
Linsen	309	○○●	○○●	○○●	○○●
Linsen gegart	115	○○●	○○●	○○●	○○●
Linsen gekeimt	119	○○●	○○●	○●○	○○●
Linsen Konserve gegart	28	○○●	○○●	○○●	○○●
Linsen Konserve netto	77	○○●	○○●	○○●	○○●
Linseneintopf	83	○○●	○●○	○●○	○●○
Linseneintopf mit Würstchen	118	○●○	○●○	○●○	○●○
Linsengemüse mit Speck	168	○●○	○○●	○●○	○○●
Linsensuppe	65	○○●	○●○	○●○	○●○
Linzer Torte	417	○●○	●○○	●○○	●○○
Lion	489	○●○	●○○	●○○	●○○
Lion Peanut	485	●○○	●○○	●○○	●○○
Litchi	76	○○●	○○●	○●○	○○●
Litchi Konserve netto	98	○○●	○○●	●○○	○●○
Löffelbiskuit	414	○○●	●○○	●○○	●○○
Loganbeere	26	○○●	○○●	○○●	○○●

Produktbezeichnung	Kalorien pro 100 g	Fett	Cholesterin	Sattfaktor	Fitfaktor
Lorbeer	48	grün	grün	grün	gelb
Lotos Wurzel frisch	79	grün	grün	rot	grün
Löwenzahn	54	grün	grün	grün	grün
Löwenzahn gegart	52	grün	grün	grün	grün
Löwenzahn getrocknet	296	grün	grün	grün	grün
Löwenzahntrunk	18	grün	grün	rot	grün
Luzernensprossen	32	grün	grün	grün	grün
M					
M&M's Choko	479	gelb	rot	rot	rot
M&M's Minis	489	gelb	rot	rot	rot
M&M's Peanut	506	rot	rot	rot	rot
Mac.-nuss geröstet u. gesalzen	692	rot	grün	gelb	gelb
Macadamianuss	676	rot	grün	gelb	gelb
Macadamianuss geröstet	706	rot	grün	gelb	gelb
Madeirasoße	59	gelb	grün	gelb	gelb
Madeirawein	167	grün	grün	rot	rot
Magermilchpulver	368	grün	grün	rot	gelb
Maggi	224	grün	grün	rot	grün
Maggi Fix f. Spag. Bolognese trocken	356	gelb	gelb	rot	rot
Magnum					
– Classic	328	rot	rot	rot	rot
– Double	423	rot	rot	rot	rot
– Mandel	367	rot	rot	rot	rot
– Weiß	331	rot	rot	rot	rot
Mais frisch	89	grün	grün	grün	grün
Mais frisch gegart	89	grün	grün	grün	grün
Mais Konserve gegart	76	grün	grün	grün	grün
Mais Konserve netto	76	grün	grün	grün	grün
Mais TK gegart	97	grün	grün	grün	grün
Maisfladenbrot	222	grün	grün	rot	grün
Maisgrieß	345	grün	grün	rot	grün

Produktbezeichnung	Kalorien pro 100 g	Fett	Cholesterin	Sattfaktor	Fitfaktor
Maiskeimöl	883	rot	grün	rot	grün
Maismehl	354	grün	grün	rot	grün
Maisstärke	351	grün	grün	rot	grün
Maisvollkornbrot	214	grün	grün	grün	gelb
Majoran frisch	46	grün	grün	grün	gelb
Majoran getrocknet	287	grün	grün	grün	gelb
Makkaroni mit Tomatensoße	138	gelb	rot	rot	gelb
Makkaroniauflauf mit Schinken	155	gelb	rot	rot	gelb
Makrele gegart	130	gelb	rot	rot	rot
Makrele geräuchert	192	rot	rot	rot	grün
Makrele Konserve in Öl netto	196	rot	rot	rot	grün
Makrele paniert	245	rot	rot	rot	rot
Makrelenfilet gegart	210	rot	rot	rot	gelb
Makronen	449	gelb	grün	gelb	gelb
Makronentorte	443	gelb	gelb	rot	rot
Maltesers	483	gelb	rot	rot	rot
Malzbier	55	grün	grün	rot	grün
Malzkaffee	2	grün	grün	rot	gelb
Mamba	390	grün	○○○	rot	gelb
Mandarine	50	grün	grün	grün	grün
Mandarine Konserve netto	83	grün	grün	gelb	gelb
Mandarinensaft	47	grün	grün	rot	grün
Mandel	569	rot	grün	gelb	grün
Mandel bitter	569	rot	grün	gelb	grün
Mandel dragiert	536	rot	grün	gelb	rot
Mandel geröstet	586	rot	grün	gelb	grün
Mandel geröstet und gesalzen	574	rot	grün	gelb	gelb
Mandelgebäck Mürbeteig	503	gelb	gelb	rot	rot
Mandelhörnchen	351	gelb	rot	rot	rot
Mandellikör	318	grün	grün	rot	rot
Mandelmehl	596	rot	grün	gelb	gelb
Mandelmus gesalzen	583	rot	grün	gelb	gelb

Produktbezeichnung	Kalorien pro 100 g	Fett	Cholesterin	Sattfaktor	Fitfaktor
Mandelmus pur	664	rot	grün	rot	gelb
Mandelöl	882	rot	grün	rot	grün
Mango	60	grün	grün	gelb	grün
Mango Chutney	142	grün	grün	gelb	gelb
Mango gegart	63	grün	grün	gelb	grün
Mango Konserve netto	89	grün	grün	gelb	gelb
Mangold	25	grün	grün	grün	grün
Mangold auf Spinatart	48	gelb	grün	grün	grün
Mangold gegart	26	grün	grün	grün	grün
Mangold Konserve netto	22	grün	grün	grün	grün
Mangold TK	26	grün	grün	grün	grün
Mangoldtrunk	9	grün	grün	rot	grün
Mangonektar	62	grün	grün	rot	gelb
Mangosaft	60	grün	grün	rot	grün
Maniok	137	grün	grün	gelb	grün
Maoam Soft Stangon	392	grün	gelb	rot	rot
Maoam-Mini	416	grün	gelb	rot	rot
Marashino Likör	318	grün	grün	rot	rot
Margarine	709	rot	grün	rot	gelb
Margarine aus Sojaöl	719	rot	grün	rot	grün
Margarine aus Sojaöl gehärtet	719	rot	grün	rot	gelb
Margarine gehärtet	709	rot	grün	rot	rot
Margarine halbfett	362	rot	grün	rot	grün
Margarine pflanzlich	709	rot	grün	rot	grün
Markenbutter	741	rot	rot	rot	rot
Markklößchen	420	rot	rot	rot	rot
Markklößchen Konserve	409	rot	rot	rot	rot
Marmelade	279	grün	grün	rot	gelb
Marmelade mit Süßstoff	69	grün	grün	gelb	grün
Marmel. Steinobst m. Fruchtzucker	109	grün	grün	rot	grün
Marmorkuchen	391	gelb	rot	rot	rot
Maronencreme süß	266	grün	grün	gelb	gelb

Produktbezeichnung	Kalorien pro 100 g	Fett	Cholesterin	Sattfaktor	Fitfaktor
Mars	449	○●○	●○○	●○○	●○○
Mars Miniatures	453	○●○	●○○	●○○	●○○
Marseiller Fischsuppe Konserve	65	○●○	●○○	●○○	○●○
Marshmallow	333	○○●	○○●	●○○	●○○
Marzipan	459	○●○	○○●	●○○	●○○
Marzipan Rohmasse	512	●○○	○○●	○●○	●○○
Marzipanstollen	389	○●○	○●○	●○○	●○○
Mascarpone	460	●○○	●○○	●○○	●○○
Mascarpone 80 % Fett	420	●○○	●○○	●○○	●○○
Mate Tee	0	○○●	○○●	●○○	○○●
Matjeshering gesalzen	282	●○○	●○○	●○○	○●○
Matjeshering Hausfrauenart	194	●○○	●○○	●○○	●○○
Matjeshering mit Zwiebeln	254	○●○	●○○	●○○	●○○
Maulbeere	44	○○●	○○●	○○●	○○●
Maulbeere Konserve netto	80	○○●	○○●	○●○	○●○
Maultaschen schwäbisch	146	○●○	●○○	●○○	●○○
Maxi Brezli	374	○○●	○○○	○●○	●○○
Mayonnaise 80 % Fett	743	●○○	●○○	●○○	●○○
Mayonnaise leicht	368	●○○	●○○	●○○	○●○
Mayonnaise Salatdressing	391	●○○	○●○	●○○	○●○
McChicken	258	●○○	●○○	●○○	●○○
McCroissant	327	●○○	●○○	●○○	●○○
McRib	228	○●○	●○○	●○○	●○○
Meeresfrüchtecocktail	129	●○○	●○○	●○○	○●○
Meerrettich frisch	64	○○●	○○●	○○●	○○●
Meerrettich gegart	52	○○●	○○●	○○●	○○●
Meerrettich Sahnesoße	139	●○○	●○○	○○●	○●○
Meerrettichbutter	513	●○○	●○○	●○○	○●○
Meerrettichsoße Konserve	50	○○●	○●○	○○●	○●○
Meersalz	0	○○●	○○●	●○○	○○●
Mehlkloß mit Backobst	164	○○●	●○○	●○○	●○○
Mehlklöße	140	○○●	○●○	●○○	○●○

Produktbezeichnung	Kalorien pro 100 g	Fett	Choles-terin	Satt-faktor	Fit-faktor
Mehlschwitze hell Trockenprodukt	573	●○○	●○○	●○○	●○○
Mehrfruchtnektar mit Süßstoff	31	○○●	○○●	●○○	○●○
Mehrkornbrot	219	○○●	○○●	○●○	○○●
Melassesirup dunkel	278	○○●	○○●	●○○	○●○
Melde	25	○○●	○○●	○○●	○○●
Melisse	343	○●○	○○●	○○●	○●○
Melone	38	○○●	○○●	●○○	○○●
merci Crocant	552	●○○	●○○	●○○	●○○
merci Vielfalt	550	●○○	●○○	●○○	●○○
Mettwurst gekocht	337	●○○	○●○	●○○	○●○
Mettwurst grob	311	●○○	●○○	●○○	●○○
Mettwurst schnittfest	367	●○○	○●○	●○○	○●○
Mettwurst streichfähig	364	●○○	●○○	●○○	●○○
Mezzo Mix Orange	43	○○●	○○●	●○○	●○○
Miesmuschel gegart	69	○○●	●○○	●○○	○●○
Miesmuschel Konserve in Öl netto	132	●○○	●○○	●○○	○●○
Miesmuschel Konserve netto	66	○○●	●○○	●○○	○●○
Miesmuschel TK gegart	69	○○●	●○○	●○○	○●○
Milch 1,5 % Fett	48	○●○	○●○	●○○	○●○
Milch 3,5 % Fett	64	○●○	●○○	●○○	○●○
Milchreis mit Früchten	135	○○●	○○●	●○○	○●○
Milchreis mit Zucker und Zimt	130	○○●	○○●	●○○	○●○
Milchschnitte	418	●○○	●○○	●○○	●○○
Milchshake Erdbeer McDonalds	121	○●○	●○○	●○○	●○○
Milchshake Schoko McDonalds	126	○●○	●○○	●○○	●○○
Milchshake Vanille McDonalds	122	○●○	●○○	●○○	●○○
Milchspeiseeis	85	○○●	○●○	●○○	●○○
Milchsuppe	91	○●○	●○○	●○○	●○○
Milchzucker	405	○○●	○○●	●○○	○○●
Milky Way	450	○●○	●○○	●○○	●○○
Milky Way Brotaufstrich	541	●○○	●○○	●○○	●○○
Milky Way Miniatures	458	○●○	●○○	●○○	●○○

Produktbezeichnung	Kalorien pro 100 g	Fett	Choles-terin	Satt-faktor	Fit-faktor
Mineralwasser mit Kohlensäure	0	grün	grün	rot	grün
Mineralwasser still	0	grün	grün	rot	grün
Minestrone	76	gelb	gelb	gelb	grün
Mini Milk Erdbeer	152	gelb	rot	rot	rot
Mini Milk Vanille	143	gelb	rot	rot	rot
Mirabelle	64	grün	grün	gelb	grün
Mirabelle gegart	67	grün	grün	gelb	gelb
Mirabelle Konserve netto	91	grün	grün	rot	gelb
Mirabellekonfitüre	280	grün	grün	rot	gelb
Mirabellensaft	64	grün	grün	rot	gelb
Miracoli Spaghettigericht	130	gelb	gelb	rot	rot
Mischgemüse gedünstet	53	gelb	grün	grün	grün
Mischgemüse in Rahmsoße	67	gelb	gelb	grün	gelb
Miso	115	gelb	grün	grün	gelb
Mispel	49	grün	grün	grün	gelb
Mister Long	84	grün		rot	rot
Mohn	472	rot	grün	grün	grün
Mohn Apfeltorte Mürbeteig	287	gelb	gelb	rot	rot
Mohn geschrotet	477	rot	grün	grün	grün
Mohnhörnchen	332	gelb	grün	rot	rot
Mohnstollen	321	gelb	gelb	gelb	rot
Möhre	21	grün	grün	grün	grün
Möhre gegart	21	grün	grün	grün	grün
Möhre Konserve gegart	17	grün	grün	grün	gelb
Möhre Konserve netto	21	grün	grün	grün	gelb
Möhre TK gegart	22	grün	grün	grün	grün
Mohrenkopf	435	gelb	gelb	rot	rot
Möhrenrohkost m. Öl	53	rot	grün	grün	grün
Möhrensaft	22	grün	grün	gelb	grün
Möhrentrunk	9	grün	grün	gelb	gelb
Mokkacreme	190	gelb	rot	rot	rot
Mokkasahnetorte	306	rot	rot	rot	rot

Produktbezeichnung	Kalorien pro 100 g	Fett	Choles-terin	Satt-faktor	Fit-faktor
Mokkaspeise	134	grün	gelb	rot	rot
Molke	25	grün	grün	rot	grün
Molkepulver	353	grün	grün	rot	gelb
Mon cheri	505	gelb	rot	rot	rot
Moosbeere	36	grün	grün	grün	grün
Morchel frisch	11	grün	grün	grün	grün
Morchel getrocknet	98	grün	grün	grün	grün
Morchel Konserve netto	11	grün	grün	grün	grün
Mortadella fettarm	174	gelb	rot	rot	grün
Mortadella norddeutsch	308	rot	rot	rot	gelb
Mortadella süddeutsch	281	rot	rot	rot	rot
Most Apfelwein	43	grün	grün	rot	rot
Mousse au chocolat	207	rot	gelb	rot	rot
Mousse au Chocolat Premium-Mousse	180	rot	rot	rot	rot
Mövenpick					
– Birne Helene	209	gelb	rot	rot	rot
– Blutorange Eis	177	gelb	rot	rot	rot
– Caramelita Cream	237	gelb	rot	rot	rot
– Cassis Vanilla	188	gelb	rot	rot	rot
– Chocolat Chips	243	rot	rot	rot	rot
– Cioccolata Stracciatella	303	rot	rot	rot	rot
– Citronen Sorbet	123	grün	rot	rot	rot
– Coffee Cream	233	rot	rot	rot	rot
– Creme Vanilla	246	rot	rot	rot	rot
– Gebrannte Mandel	251	rot	rot	rot	rot
– La Crema Caramelita	366	rot	rot	rot	rot
– La Crema Chocolat Chips	393	rot	rot	rot	rot
– Mango Creme Fraiche	160	gelb	rot	rot	rot
– Maple Walnuts	274	rot	rot	rot	rot
Mozzarella	255	rot	gelb	rot	gelb
Muffins	217	grün	grün	rot	gelb
Muffins mit Heidelbeeren	281	gelb	gelb	rot	rot

Produktbezeichnung	Kalorien pro 100 g	Fett	Choles-terin	Satt-faktor	Fit-faktor
Muffins mit Schokolade	286	gelb	gelb	gelb	rot
Müller					
– Diät Buttermilch Erdbeer	35	grün	grün	rot	gelb
– Diät Buttermilch Multivitamin	42	grün	grün	rot	gelb
– Grießbrei Pur	137	rot	gelb	rot	rot
– Grießbrei Schoko	135	gelb	gelb	rot	rot
– Grießbrei Zimt	138	gelb	gelb	rot	rot
– Knusper Joghurt	137	gelb	gelb	rot	gelb
– Milchreis	110	gelb	gelb	rot	gelb
– Milchreis Caramel	110	gelb	gelb	rot	rot
– Milchreis Diät	87	gelb	gelb	gelb	gelb
– Milchreis Diät Himbeer	85	gelb	gelb	gelb	gelb
– Milchreis Himbeer	111	gelb	gelb	rot	gelb
– Milchreis Kirsch	114	gelb	gelb	rot	gelb
– Milchreis Leicht Apfel-Zimt	69	grün	grün	gelb	gelb
– Milchreis Leicht Erdbeer	73	grün	grün	gelb	gelb
– Milchreis Leicht Himbeer	112	grün	grün	gelb	gelb
– Milchreis Leicht Schoko	73	grün	grün	gelb	gelb
– Milchreis Schoko	112	gelb	gelb	rot	rot
– Milchreis Vanille	107	gelb	gelb	rot	rot
– Milchreis Zimt	111	gelb	gelb	rot	rot
– Müllermilch Banane	73	grün	gelb	rot	gelb
– Müllermilch Erdbeer	75	grün	gelb	rot	gelb
– Müllermilch Leicht u. Fit Himbeer	52	gelb	grün	rot	gelb
– Müllermilch Schoko	77	gelb	gelb	rot	rot
Multivitaminnektar m. Süßstoff	32	grün	grün	rot	grün
Mungobohne frisch	273	grün	grün	grün	grün
Mungobohnensprossen	24	grün	grün	grün	grün
Münster 45 % F. i. Tr.	293	rot	gelb	rot	gelb
Mürbeteig	479	gelb	gelb	rot	rot
Musaka	139	rot	rot	rot	rot
Muscheln im Weißweinsud	59	grün	rot	rot	gelb

Produktbezeichnung	Kalorien pro 100 g	Fett	Cholesterin	Sattfaktor	Fitfaktor
Muscheln in Tomatensoße	117	🔴	🔴	🔴	🟡
Muskatnuss	527	🔴	🟢	🔴	🟡
Müsli	351	🟢	🟢	🟡	🟢
Müsli m. Milch Zucker u. Obst	126	🟢	🟢	🟡	🟡
Müslikeks Vollkorn	441	🟡	🟢	🟡	🟡
Müsliriegel	375	🟡	🟢	🔴	🟡
Mutzen rheinisch	294	🟢	🔴	🔴	🔴
N					
Nährhefe	83	🟢	🟢	🟢	🟢
Napfkuchen Hefeteig	349	🟡	🟡	🔴	🔴
Nasi Goreng	146	🟡	🟡	🔴	🟡
Natrium Glutamat	349	🟢	🟢	🔴	🟡
Nektarine	57	🟢	🟢	🟢	🟢
Nektarine gegart	59	🟢	🟢	🟢	🟡
Nektarine Konserve netto	86	🟢	🟢	🟡	🟡
Nektarinenkonfitüre	277	🟢	🟢	🔴	🟡
Nektarinennektar	67	🟢	🟢	🔴	🟡
Nescafe Cappuccissimo cremig zart	41	🟡	🟡	🔴	🔴
Nescafe frappe Eiskaffee m. Milch	93	🟡	🟡	🔴	🔴
Nesquik mit Milch 3,5 % Fett	103	🟡	🔴	🔴	🔴
Nestea Eistee Zitrone	39	🟢	🟢	🔴	🟡
nimm 2	376	🟢	🟢	🔴	🟡
nimm 2 Lachgummi	323	🟢	🟢	🟢	🔴
Nizzaer Salat mit Thunfisch	90	🔴	🔴	🟡	🟡
Nogger Original	288	🔴	🔴	🔴	🔴
Nougat	474	🟡	🟢	🔴	🔴
Nougatcreme	416	🟢	🟢	🔴	🔴
Nucki Erdbeer Schöller	257	🟡	🔴	🔴	🔴
Nucki Nuss Schöller	351	🔴	🔴	🔴	🔴
Nudelaufl. m. Schinken überbacken	153	🟡	🔴	🔴	🟡
Nudelauflauf mit Käse	190	🔴	🔴	🔴	🟡

Produktbezeichnung	Kalorien pro 100 g	Fett	Choles-terin	Satt-faktor	Fit-faktor
Nudeleintopf m. Huhn u. Gemüse	96	gelb	rot	rot	gelb
Nudeln gegart eifrei	150	grün	grün	gelb	grün
Nudeln gegart m. Ei	126	grün	rot	rot	rot
Nudeln selbstgemacht	138	grün	grün	rot	grün
Nudeln selbstgemacht mit Ei	154	grün	rot	rot	gelb
Nudelsuppe	44	gelb	gelb	rot	gelb
Nudelsuppe mit Huhn	84	rot	rot	rot	gelb
Nürnberger Lebkuchen	399	gelb	grün	rot	gelb
Nuss Nougat Creme	521	gelb	grün	rot	rot
Nüsse	561	rot	grün	gelb	gelb
Nussecken Mürbeteig	540	rot	gelb	rot	rot
Nusskuchen	456	rot	rot	rot	rot
Nusskuchen Fertigmischung	518	rot	grün	rot	gelb
Nussmus	652	rot	grün	rot	gelb
Nussplätzchen	465	gelb	grün	rot	rot
Nusspudding	358	rot	rot	rot	rot
Nusssahnetorte	346	rot	rot	rot	rot
Nusstaler	515	gelb	gelb	rot	rot
Nutella	516	rot	gelb	rot	rot
Nuts	473	gelb	rot	rot	rot
O					
Obstessig	20	grün	grün	rot	grün
Obstkuchen aus Rührmasse	214	gelb	rot	rot	rot
Obstkuchen Fertigmischung trock.	518	rot	grün	rot	gelb
Obstkuchen Hefeteig	144	grün	gelb	rot	rot
Obstmischung	86	grün	grün	gelb	grün
Obstmischung getrocknet	289	grün	grün	gelb	gelb
Obstmischung Konfitüre	274	grün	grün	rot	rot
Obstmischung Konserve netto	107	grün	grün	rot	gelb
Obstmischung TK	89	grün	grün	gelb	grün
Obstnektar	72	grün	grün	rot	gelb

Produktbezeichnung	Kalorien pro 100 g	Fett	Choles-terin	Satt-faktor	Fit-faktor
Obstsaft	63	⚪⚪🟢	⚪⚪🟢	🔴⚪⚪	⚪⚪🟢
Obstsalat	87	⚪⚪🟢	⚪⚪🟢	⚪🟡⚪	⚪⚪🟢
Obsttörtchen Mürbeteig	198	⚪🟡⚪	⚪⚪🟢	🔴⚪⚪	🔴⚪⚪
Obsttorte Biskuit	157	⚪⚪🟢	🔴⚪⚪	🔴⚪⚪	🔴⚪⚪
Obsttorte Mürbeteig	198	⚪🟡⚪	⚪⚪🟢	🔴⚪⚪	🔴⚪⚪
Obsttorte Rührteig	209	⚪🟡⚪	🔴⚪⚪	🔴⚪⚪	🔴⚪⚪
Obstwein	66	⚪⚪🟢	⚪⚪🟢	🔴⚪⚪	🔴⚪⚪
Ochsenschwanzsuppe gebunden	38	⚪🟡⚪	⚪🟡⚪	🔴⚪⚪	⚪🟡⚪
O.-schwanzs. gebunden Konserve	76	⚪🟡⚪	🔴⚪⚪	🔴⚪⚪	⚪🟡⚪
O.-schwanzs. klar m. Suppengem.	36	⚪🟡⚪	🔴⚪⚪	🔴⚪⚪	⚪🟡⚪
O.-schwanzs. klar Trockenprodukt	126	⚪🟡⚪	🔴⚪⚪	🔴⚪⚪	⚪🟡⚪
Okra	20	⚪⚪🟢	⚪⚪🟢	⚪⚪🟢	⚪⚪🟢
Okra gegart	20	⚪⚪🟢	⚪⚪🟢	⚪⚪🟢	⚪⚪🟢
Okra Konserve gegart	17	⚪⚪🟢	⚪⚪🟢	⚪⚪🟢	⚪⚪🟢
Okra Konserve netto	17	⚪⚪🟢	⚪⚪🟢	⚪⚪🟢	⚪⚪🟢
Olive grün frisch	130	🔴⚪⚪	⚪⚪🟢	⚪⚪🟢	⚪⚪🟢
Olive grün gesäuert	143	🔴⚪⚪	⚪⚪🟢	⚪🟡⚪	⚪⚪🟢
Olive schwarz frisch	345	🔴⚪⚪	⚪⚪🟢	🔴⚪⚪	⚪⚪🟢
Olive schwarz gesäuert	353	🔴⚪⚪	⚪⚪🟢	🔴⚪⚪	⚪⚪🟢
Olivenöl	881	🔴⚪⚪	⚪⚪🟢	🔴⚪⚪	⚪⚪🟢
Ölsamen frisch	372	🔴⚪⚪	⚪⚪🟢	⚪⚪🟢	⚪⚪🟢
Omelett	195	🔴⚪⚪	🔴⚪⚪	🔴⚪⚪	🔴⚪⚪
Omelett mit Champignons	161	🔴⚪⚪	🔴⚪⚪	🔴⚪⚪	🔴⚪⚪
Omelette soufflée	237	⚪🟡⚪	🔴⚪⚪	🔴⚪⚪	🔴⚪⚪
Onion Rings 8 Stück Burger King	294	🔴⚪⚪	🔴⚪⚪	🔴⚪⚪	🔴⚪⚪
Orange	47	⚪⚪🟢	⚪⚪🟢	⚪⚪🟢	⚪⚪🟢
Orange kandiert	259	⚪⚪🟢	⚪⚪🟢	🔴⚪⚪	⚪🟡⚪
Orangeat	309	⚪⚪🟢	⚪⚪🟢	🔴⚪⚪	⚪🟡⚪
Orangencreme	103	⚪⚪🟢	🔴⚪⚪	🔴⚪⚪	🔴⚪⚪
Orangenkonfitüre	273	⚪⚪🟢	⚪⚪🟢	🔴⚪⚪	⚪🟡⚪
Orangenlimonade	29	⚪⚪🟢	⚪⚪🟢	🔴⚪⚪	⚪🟡⚪
Orangennektar	63	⚪⚪🟢	⚪⚪🟢	🔴⚪⚪	⚪🟡⚪

Produktbezeichnung	Kalorien pro 100 g	Fett	Choles-terin	Satt-faktor	Fit-faktor
Orangennektar mit Süßstoff	22	○○●	○○●	●○○	○●○
Orangensaft	45	○○●	○○●	●○○	○●○
Orangensorbet	139	○○●	○○●	●○○	○●○
Orangenspeise	123	○○●	○●○	●○○	●○○
Oregano frisch	67	○○●	○○●	○○●	○○●
Oregano getrocknet	338	○○●	○○●	○○●	○●○
Ovomaltine	377	○○●	○○●	●○○	○●○
P					
Paella	172	○●○	●○○	●○○	○●○
Paella TK	78	○●○	○●○	○●○	○●○
Pakchoy	14	○○●	○○●	○○●	○○●
Palatschinken	231	○●○	●○○	●○○	●○○
Palmenherz frisch gegart	31	○○●	○○●	○○●	○○●
Palmenherz frisch roh	36	○○●	○○●	○○●	○○●
Palmkernfett	878	●○○	○○●	●○○	○●○
Palmöl	872	●○○	○○●	●○○	●○○
Pamesello 35 % F. i. Tr.	445	●○○	●○○	●○○	●○○
Pampelmuse	46	○○●	○○●	○●○	○○●
Pampelmusensaft	43	○○●	○○●	●○○	○○●
Paniermehl	358	○○●	○○●	●○○	○●○
Papaya	13	○○●	○○●	○○●	○○●
Papaya gegart	14	○○●	○○●	○○●	○○●
Papaya getrocknet	186	○○●	○○●	○○●	○○●
Papaya Konserve netto	60	○○●	○○●	○●○	○○●
Papayanektar	45	○○●	○○●	●○○	○●○
Paprika edelsüß	317	○●○	○○●	○○●	○○●
Paprika Gewürz	317	○●○	○○●	○○●	○○●
Paprikahuhn mit Soße	165	●○○	●○○	●○○	○●○
Paprikakraut	40	○●○	○○●	○○●	○○●
Paprikaschote	20	○○●	○○●	○○●	○○●
Paprikaschote gefüllt mit Hack	77	○●○	○●○	○●○	○○●

Produktbezeichnung	Kalorien pro 100 g	Fett	Choles-terin	Satt-faktor	Fit-faktor
Paprikaschote Konserve gegart	17	○○●	○○●	○○●	○○●
Paprikaschote Konserve netto	17	○○●	○○●	○○●	○○●
Paranuss	660	●○○	○○●	●○○	○●○
Parmesan 45 % F. i. Tr.	440	●○○	○●○	●○○	○●○
Passionsfrucht	80	○○●	○○●	○●○	○○●
Passionsfrucht Konserve netto	106	○○●	○○●	●○○	○●○
Passionsfruchtnektar	60	○○●	○○●	●○○	○●○
Pastete	162	○●○	●○○	●○○	●○○
Pastinake gegart	17	○○●	○○●	○○●	○○●
Pecannuss	692	●○○	○○●	●○○	○●○
Pecannuss geröstet	716	●○○	○○●	●○○	○●○
Perlgraupen	339	○○●	○○●	●○○	○○●
Perlwein	79	○○●	○○●	●○○	●○○
Perlzwiebel frisch	75	○○●	○○●	○●○	○○●
Perlzwiebel gesäuert	37	○○●	○○●	○●○	○○●
Perlzwiebel Konserve netto	62	○○●	○○●	○●○	○●○
Persipan	457	○○●	○○●	●○○	●○○
Pesto	571	●○○	○○●	●○○	●○○
Petersilie	53	○○●	○○●	○○●	○○●
Petersilie getrocknet	262	○○●	○○●	○○●	○○●
Petersilie TK	54	○○●	○○●	○○●	○○●
Petersilienkartoffeln	68	○○●	○○●	○○●	○○●
Pfälzer Saumagen	158	○●○	●○○	●○○	●○○
Pfannkuchen	171	○●○	●○○	●○○	●○○
Pfannkuchen mit Konfitüre	182	○●○	●○○	●○○	●○○
Pfannkuchen mit Quark	217	○●○	●○○	●○○	●○○
Pfeffer schwarz	285	○○●	○○●	○○●	○○●
Pfeffer weiß	322	○○●	○○●	●○○	○○●
Pfefferkörner grün	117	○○●	○○●	●○○	○○●
Pfefferkuchen	380	○○●	○○●	●○○	○●○
Pfefferminzbruch	374	○○●	○○●	●○○	●○○
Pfefferminze	44	○○●	○○●	○○●	○○●

Produktbezeichnung	Kalorien pro 100 g	Fett	Choles-terin	Satt-faktor	Fit-faktor
Pfefferminzöl	155	grün	grün	rot	grün
Pfefferminztee	1	grün	grün	rot	gelb
Pfeffernüsse	396	grün	gelb	rot	rot
Pfefferschote gegart	38	grün	grün	grün	grün
Pfefferschote getrocknet	266	grün	grün	grün	grün
Pfefferschote getrocknet gegart	69	grün	grün	grün	grün
Pfefferschote Konserve netto	31	grün	grün	grün	grün
Pfeffersteak mit Soße	149	gelb	rot	rot	rot
Pferdefleisch fe. gegart	154	grün	rot	rot	rot
Pferdefleisch ma. gegart	154	grün	rot	rot	gelb
Pferdefleisch mf. gegart	154	grün	rot	rot	gelb
Pfifferling frisch	11	gelb	grün	grün	grün
Pfifferling gedünstet	59	gelb	grün	grün	grün
Pfifferling getrocknet	120	gelb	grün	grün	grün
Pfifferling Konserve netto	11	gelb	grün	grün	grün
Pfifferlinge mit Speck	71	rot	rot	grün	gelb
Pfirsich	41	grün	grün	grün	grün
Pfirsich gegart	43	grün	grün	grün	grün
Pfirsich Konserve netto	76	grün	grün	gelb	gelb
Pfirsichkompott	54	grün	grün	grün	gelb
Pfirsichkonfitüre	271	grün	grün	rot	gelb
Pfirsichsaft	43	grün	grün	rot	gelb
Pflaume	47	grün	grün	grün	grün
Pflaume getrocknet	261	grün	grün	grün	gelb
Pflaume TK	49	grün	grün	grün	gelb
Pflaumen Konserve netto	81	grün	grün	gelb	gelb
Pflaumenkompott	59	grün	grün	gelb	gelb
Pflaumenmus	195	grün	grün	rot	gelb
Pflaumensaft	49	grün	grün	rot	gelb
Pflaumenstreuselkuchen Fertigmisch.	212	rot	gelb	rot	gelb
Pichelsteiner	62	grün	gelb	grün	grün
Pichelsteiner Konserve	74	gelb	rot	rot	gelb

Produktbezeichnung	Kalorien pro 100 g	Fett	Cholesterin	Sattfaktor	Fitfaktor
Pickles süß-sauer	36	○○●	○○●	○○●	○○●
Pilaw Reis	242	○●○	○●○	●○○	○●○
Pilsbier hell	42	○○●	○○●	●○○	●○○
Pilz	15	○○●	○○●	○○●	○○●
Pilz chin. getrocknet	237	○○●	○○●	○○●	○○●
Pilz gegart	15	○○●	○○●	○○●	○○●
Pilz getrocknet	211	○○●	○○●	○○●	○○●
Pilz getrocknet gegart	163	○○●	○○●	○○●	○○●
Pilz Konserve gegart	14	○○●	○○●	○○●	○○●
Pilz Konserve netto	14	○○●	○○●	○○●	○○●
Pilz TK gegart	19	○○●	○○●	○○●	○○●
Pilzsoße von dunkler Soße	59	○●○	○○●	○●○	○○●
Pilzsoße von heller Soße	78	●○○	○○●	●○○	○○●
Pilzsuppe	37	●○○	○○●	○○●	○○●
Piment	308	○○●	○○●	○○●	○○●
Pimpinelle	42	○○●	○○●	○○●	○○●
Pimpinelle frisch	42	○○●	○○●	○○●	○○●
Pinienkern	575	●○○	○○●	●○○	○●○
Pistazie	574	●○○	○○●	○●○	○●○
Pistazie geröstet	627	●○○	○○●	●○○	○●○
Pistazie geröstet und gesalzen	615	●○○	○○●	●○○	○●○
Pizza al formaggio	284	○●○	●○○	●○○	●○○
Pizza al funghi	208	○●○	○○●	●○○	○●○
Pizza Culinaria					
– American Style	233	○●○	●○○	●○○	●○○
– Chinese Style	206	○●○	●○○	●○○	●○○
– Greek Style	248	●○○	●○○	●○○	●○○
– Indian Style	216	○●○	●○○	●○○	●○○
– Mexican Style	229	○●○	●○○	●○○	●○○
Pizza margherita	258	○○●	○○●	●○○	○●○
Pizza napolitana	247	○●○	○○●	●○○	○●○
Pizza quattro stagioni	216	○○●	○○●	●○○	○●○

Produktbezeichnung	Kalorien pro 100 g	Fett	Choles-terin	Satt-faktor	Fit-faktor
Pizza salami	264	gelb	grün	rot	gelb
Plätzchen Mürbeteig	489	gelb	rot	rot	rot
Plätzchen Rührteig	315	grün	gelb	rot	rot
Plockwurst	432	rot	rot	rot	rot
Plumpudding	264	gelb	rot	rot	rot
Pocket Coffee	408	gelb	rot	rot	rot
Pökelfleisch	135	gelb	rot	rot	gelb
Polenta	139	rot	gelb	rot	gelb
PomBär					
– Cheese	515	rot	rot	rot	rot
– Ketchup	511	rot	rot	rot	rot
– Original	530	rot	rot	rot	rot
– Paprika	502	rot	rot	rot	rot
Pommes frites	124	gelb	grün	gelb	gelb
Pommes frites aus dem Backofen	254	gelb	grün	rot	rot
Pommes frites fein	374	rot	rot	rot	rot
Pommes frites mit Ketchup	106	gelb	grün	gelb	gelb
Pommes frites mit Mayonnaise	185	rot	grün	rot	rot
Pommes frites mittel McDonalds	306	rot	rot	rot	rot
Popcorn süß	480	gelb	grün	gelb	gelb
Porree	26	grün	grün	grün	grün
Porree gegart	23	grün	grün	grün	grün
Porree TK gegart	25	grün	grün	grün	grün
Portulak	27	grün	grün	grün	grün
Portwein	153	grün	grün	rot	rot
Pottasche	155	grün	grün	rot	grün
Poularde	240	rot	rot	rot	gelb
Pralinen	405	grün	grün	rot	rot
Pralinen gefüllt alkoholfrei flüssig	405	grün	grün	rot	rot
Pralinen gefüllt mit Alkohol	387	grün	grün	rot	rot
Pralinen m. Nüssen	455	gelb	grün	rot	rot
Pralinen m. Trüffel	519	rot	grün	rot	rot

Produktbezeichnung	Kalorien pro 100 g	Fett	Choles-terin	Satt-faktor	Fit-faktor
Preiselbeere	39	grün	grün	grün	grün
Preiselbeere gegart	41	grün	grün	grün	grün
Preiselbeere Konserve netto	76	grün	grün	grün	gelb
Preiselbeerkompott	123	grün	grün	rot	gelb
Pringles					
– Barbecue	572	rot	rot	rot	rot
– Cheese and Onion	561	rot	rot	rot	rot
– Original	557	rot	rot	rot	rot
– Paprika	535	rot	rot	rot	rot
– Sour Cream and Onion	550	rot	rot	rot	rot
Printen	465	gelb	grün	rot	gelb
Prinzregententorte	386	rot	rot	rot	rot
ProCult Drink Kirsch 0,1 % Fett	37	grün	grün	rot	gelb
ProCult Drink Pfirsich 0,1 % Fett	38	grün	grün	rot	gelb
ProCult Joghurt mit Kräutern	98	gelb	gelb	rot	gelb
Provolone 45 % F. i. Tr.	340	rot	rot	rot	rot
Puddingpulver	382	grün	grün	rot	grün
Puddingpulver Nuss	382	grün	grün	rot	grün
Puddingpulver Schokolade	382	grün	grün	rot	grün
Puddingpulver Vanille	382	grün	grün	rot	grün
Puffreis	390	grün	grün	rot	grün
Puffreis mit Zucker und Honig	383	grün	grün	rot	gelb
Pumpernickel	188	grün	grün	grün	grün
Punica					
– Fruchtig Rot	15	grün	grün	rot	gelb
– Melon Tropic	14	grün	grün	rot	gelb
– Orangen-Nektar	45	grün	grün	rot	gelb
– Tea and Fruit Pfirsich	15	grün	grün	rot	gelb
Punschbowle	108	grün	grün	rot	gelb
Pute gegart	214	rot	rot	rot	gelb
Pute mit Haut gegart	253	rot	rot	rot	rot
Putenbrust	107	grün	rot	rot	gelb

Produktbezeichnung	Kalorien pro 100 g	Fett	Choles-terin	Satt-faktor	Fit-faktor
Putenbrust gebr. m. Gemüsesoße	68	⚪⚪🟢	🔴⚪⚪	🔴⚪⚪	⚪🟡⚪
Putenragout	138	🔴⚪⚪	🔴⚪⚪	🔴⚪⚪	⚪🟡⚪
Putenschenkel gegart	189	⚪🟡⚪	🔴⚪⚪	🔴⚪⚪	⚪🟡⚪
Q					
Quark 20 % F. i. Tr.	100	⚪🟡⚪	⚪🟡⚪	🔴⚪⚪	⚪🟡⚪
Quark 45 % F. i. Tr.	157	🔴⚪⚪	🔴⚪⚪	🔴⚪⚪	⚪🟡⚪
Quark Magerstufe	75	⚪⚪🟢	⚪⚪🟢	🔴⚪⚪	⚪⚪🟢
Quark mit Früchten Magerstufe	103	⚪⚪🟢	⚪⚪🟢	🔴⚪⚪	⚪🟡⚪
Quark mit Früchten 20 % Fett	112	⚪⚪🟢	⚪⚪🟢	🔴⚪⚪	⚪🟡⚪
Quark mit Früchten 40 % Fett	129	⚪🟡⚪	⚪🟡⚪	🔴⚪⚪	⚪🟡⚪
Quark mit Kräutern 30 % Fett	100	🔴⚪⚪	⚪🟡⚪	🔴⚪⚪	🔴⚪⚪
Quark mit Kräutern 40 % Fett	144	🔴⚪⚪	🔴⚪⚪	🔴⚪⚪	🔴⚪⚪
Quarkklöße	236	⚪🟡⚪	🔴⚪⚪	🔴⚪⚪	🔴⚪⚪
Quarkknödel	187	🔴⚪⚪	🔴⚪⚪	🔴⚪⚪	🔴⚪⚪
Quarkspeise mit Erdbeeren	100	⚪⚪🟢	⚪⚪🟢	🔴⚪⚪	⚪⚪🟢
Quarkstrudel	224	⚪🟡⚪	🔴⚪⚪	🔴⚪⚪	🔴⚪⚪
Quarktasche	251	⚪⚪🟢	⚪⚪🟢	🔴⚪⚪	🔴⚪⚪
Quarktasche Quarkölteig	292	⚪🟡⚪	🔴⚪⚪	🔴⚪⚪	🔴⚪⚪
Quiche Lorraine	183	🔴⚪⚪	🔴⚪⚪	🔴⚪⚪	🔴⚪⚪
Quitte	39	⚪⚪🟢	⚪⚪🟢	⚪⚪🟢	⚪⚪🟢
Quitte gegart	41	⚪⚪🟢	⚪⚪🟢	⚪⚪🟢	⚪⚪🟢
Quittenkompott	38	⚪⚪🟢	⚪⚪🟢	⚪⚪🟢	⚪🟡⚪
Quittenkonfitüre	270	⚪⚪🟢	⚪⚪🟢	🔴⚪⚪	⚪🟡⚪
R					
Radicchio	14	⚪⚪🟢	⚪⚪🟢	⚪⚪🟢	⚪⚪🟢
Radieschen	15	⚪⚪🟢	⚪⚪🟢	⚪⚪🟢	⚪⚪🟢
Raffaello	600	🔴⚪⚪	🔴⚪⚪	🔴⚪⚪	🔴⚪⚪
Ragout fin	149	🔴⚪⚪	🔴⚪⚪	🔴⚪⚪	🔴⚪⚪
Ragout fin Konserve	133	⚪🟡⚪	🔴⚪⚪	🔴⚪⚪	🔴⚪⚪
Rahmbratensoße aus Trockenprodukt	89	🔴⚪⚪	🔴⚪⚪	🔴⚪⚪	🔴⚪⚪

Produktbezeichnung	Kalorien pro 100 g	Fett	Choles-terin	Satt-faktor	Fit-faktor
Rahmsoße Salatsoße	127	●○○	●○○	●○○	○●○
Rahmspinat	79	●○○	●○○	○●○	○●○
Rahmsuppe	91	●○○	○○●	●○○	○●○
Rahmwirsingkohl mit Soße	72	●○○	●○○	○●○	○●○
Rama	720	●○○	○○●	●○○	●○○
Rapsöl	875	●○○	○○●	●○○	○○●
Raquelette 50 % F. i. Tr.	343	●○○	○●○	●○○	○●○
Ratatouille	34	○●○	○○●	○○●	○○●
Rauchfleisch	129	○●○	●○○	●○○	○●○
Ravioli mit Gemüse	137	○●○	●○○	○●○	○●○
Ravioli mit Gemüsekäsefüllung	217	●○○	●○○	●○○	○●○
Ravioli mit Tomatensoße	87	○●○	○●○	○●○	○●○
Rebhuhn	222	○●○	●○○	●○○	○●○
Red Bull	45	○○●	○○●	●○○	○●○
Regenbogenforelle	113	○○●	●○○	●○○	○●○
Regenbogenforelle geräuchert	120	○○●	●○○	●○○	○●○
Reh fe. gegart	160	○○●	●○○	●○○	○●○
Reh ma. gegart	132	○○●	●○○	●○○	○●○
Reh mf. gegart	160	○○●	●○○	●○○	○●○
Rehkeule mit Preiselbeersoße	177	○●○	●○○	●○○	●○○
Rehpfeffer	197	●○○	●○○	●○○	●○○
Rehrücken	427	○●○	●○○	●○○	●○○
Rehrücken mit Soße und Birne	182	○●○	●○○	●○○	●○○
Reibekuchen	145	○●○	●○○	○●○	○●○
Reineclaude	63	○○●	○○●	○○●	○●○
Reineclaude gegart	66	○○●	○○●	○○●	○●○
Reineclaude Konserve netto	91	○○●	○○●	○●○	○●○
Reineclaudenkonfitüre	279	○○●	○○●	●○○	○●○
Reineclaudensaft	64	○○●	○○●	●○○	○●○
Reis geschält	349	○○●	○○●	●○○	○●○
Reis geschält gegart	93	○○●	○○●	●○○	○●○
Reis parboiled	351	○○●	○○●	●○○	○●○

Produktbezeichnung	Kalorien pro 100 g	Fett	Choles-terin	Satt-faktor	Fit-faktor
Reis parboiled gegart	108	grün	grün	rot	gelb
Reis ungeschält	349	grün	grün	rot	grün
Reis ungeschält gegart	112	grün	grün	rot	grün
Reisbrei	124	gelb	gelb	rot	gelb
Reiscrispies	377	grün	grün	rot	gelb
Reisfleisch	124	grün	gelb	rot	gelb
Reismehl	348	grün	grün	rot	grün
Reissalat m. Thunfisch u. Tomaten	104	grün	gelb	rot	gelb
Reissalat mit Mayonnaise	105	gelb	gelb	gelb	gelb
Reissuppe klar	69	gelb	gelb	rot	gelb
Remoulade 65 % Fett	641	rot	gelb	rot	gelb
Remouladensoße	639	rot	rot	rot	rot
Rettich	14	grün	grün	grün	grün
Rettich gegart	11	grün	grün	grün	grün
Rettich rot	14	grün	grün	grün	grün
Rettich schwarz	14	grün	grün	grün	grün
Rettich Trunk	5	grün	grün	gelb	grün
Rettich weiß	14	grün	grün	grün	grün
Rhabarber gegart	14	grün	grün	grün	grün
Rhabarberkompott	94	grün	grün	gelb	gelb
Rhabarberkuchen mit Baiser	181	gelb	rot	rot	rot
Rhabarbersaft	46	grün	grün	rot	grün
Rheinische Bratwurst	272	rot	gelb	rot	gelb
Ricotta 45 % F. i. Tr.	164	rot	rot	rot	rot
Riesengarnelen gegrillt	142	gelb	rot	rot	gelb
Riesenscampi vom Grill	148	gelb	rot	rot	gelb
Rind Muskelfleisch	108	grün	rot	rot	gelb
Rinderbierschinken	194	rot	rot	rot	grün
Rinderbraten gegart	157	grün	rot	rot	gelb
Rinderbraten mit Soße	147	rot	rot	rot	gelb
Rinderfilet gegart	152	grün	rot	rot	gelb
Rinderfilet mit Soße	98	gelb	rot	rot	gelb

Produktbezeichnung	Kalorien pro 100 g	Fett	Choles-terin	Satt-faktor	Fit-faktor
Rindergulasch Konserve	125	○●○	●○○	●○○	○●○
Rindergulasch ma. gegart	157	○○●	●○○	●○○	○●○
Rindergulasch mf. gegart	180	○●○	●○○	●○○	●○○
Rindergulasch ungarisch	116	●○○	●○○	●○○	●○○
Rinderkotelett ma. gegart	161	○○●	●○○	●○○	○●○
Rinderkotelett mf. gegart	183	○●○	●○○	●○○	●○○
Rinderleber gegart	147	○○●	●○○	●○○	○●○
Rinderlende gegart	152	○○●	●○○	●○○	○●○
Rindermark	837	●○○	○○●	●○○	○●○
Rindernacken Kamm ma.	149	○●○	●○○	●○○	○●○
Rindernacken Kamm mf. gegart	183	○●○	●○○	●○○	○●○
Rinderroulade ma. gegart	151	○○●	●○○	●○○	○●○
Rinderroulade mf. gegart	174	○●○	●○○	●○○	●○○
Rinderrücken Roastbeef	130	○●○	●○○	●○○	○●○
Rinderschmorbraten mit Soße	108	●○○	●○○	●○○	○●○
Rinderschulter Bug ma. gegart	157	○○●	●○○	●○○	○●○
Rindersteak ma. gegart	161	○○●	●○○	●○○	○●○
Rindersteak mf. gegart	175	○●○	●○○	●○○	●○○
Rinderzunge gegart	188	●○○	●○○	●○○	○●○
Rindfleisch gegart	180	○●○	●○○	●○○	○●○
Rindfleisch Konserve	150	○●○	●○○	●○○	○●○
Rindfleischsuppe Brühwürfel	149	○○●	○○●	●○○	○○●
Rippchen gekocht	166	○●○	●○○	●○○	●○○
Risi Pisi Erbsenreis	91	○○●	○○●	●○○	○○●
Risotto mit Butter und Parmesan	204	○●○	○●○	●○○	○●○
Ristorante Pizza					
– Calzone Speciale	261	●○○	●○○	●○○	●○○
– Funghi TK	237	●○○	●○○	●○○	●○○
– Hawaii TK	220	○●○	●○○	●○○	●○○
– Mozzarella	276	●○○	●○○	●○○	●○○
– Pasta	219	○●○	●○○	●○○	●○○
– Pollo	216	○●○	●○○	●○○	●○○

Produktbezeichnung	Kalorien pro 100 g	Fett	Choles-terin	Satt-faktor	Fit-faktor
– Pomodori TK	216	○●○	●○○	●○○	●○○
– Prosciutto TK	228	○●○	●○○	●○○	●○○
– Quattro Formaggi	270	●○○	●○○	●○○	●○○
– Quattro Stagioni TK	231	●○○	●○○	●○○	●○○
– Salame TK	285	●○○	●○○	●○○	●○○
– Speciale	255	●○○	●○○	●○○	●○○
– Spinaci TK	223	●○○	●○○	○●○	○●○
– Tonno TK	274	●○○	●○○	●○○	●○○
– Vegetale	206	○●○	○●○	○●○	○●○
Roastbeef englisch	207	○●○	●○○	●○○	○●○
Rocher	560	●○○	●○○	●○○	●○○
Roggen Vollkorn	294	○○●	○○●	○○●	○○●
Roggen Vollkorn gegart	94	○○●	○○●	○○●	○○●
Roggenbrötchen	223	○○●	○○●	○●○	○○●
Roggenmehl Typ 1150	318	○○●	○○●	○●○	○○●
Roggenmischb. m. Sonnenbl.-kernen	226	○○●	○○●	○●○	○○●
Roggenmischbrot	210	○○●	○○●	○●○	○○●
Roggenvollkornbrot	188	○○●	○○●	○○●	○○●
Roggenvollkornschrotbrot	186	○○●	○○●	○○●	○○●
Rohkostsalat mit Dressing	23	○●○	○○●	○○●	○○●
Rohkostsalat mit Joghurt	22	○○●	○○●	○○●	○○●
Rohkostsalat mit Öl	31	○●○	○○●	○○●	○○●
Rohrnudeln	466	●○○	●○○	●○○	○●○
Rollmöpse	134	●○○	●○○	●○○	○●○
Rolo Toffee	500	○●○	●○○	●○○	●○○
Romadur 45 % F. i. Tr.	293	●○○	○●○	●○○	○●○
Romanosalat	16	○○●	○○●	○○●	○○●
Roquefort	361	●○○	●○○	●○○	●○○
Roquefort Dressing	415	●○○	○●○	●○○	○●○
Roquefortsalatdressing Fertigpr.	214	●○○	○○●	●○○	○●○
Rosenkohl	36	○○●	○○●	○○●	○○●
Rosenkohl gedünstet	65	○●○	○○●	○○●	○○●

Produktbezeichnung	Kalorien pro 100 g	Fett	Choles-terin	Satt-faktor	Fit-faktor
Rosenkohl gegart	28	○○●	○○●	○○●	○○●
Rosenkohl TK gegart	31	○○●	○○●	○○●	○○●
Rosenpaprika	317	○●○	○○●	○○●	○○●
Rosine	298	○○●	○○●	○●○	○○●
Rosinenbrot	241	○○●	○○●	●○○	○○●
Rosinenbrötchen	253	○○●	○○●	●○○	○○●
Rosmarin frisch	57	○●○	○○●	○○●	○●○
Rosmarin getrocknet	343	○●○	○○●	○○●	○●○
Rostbratwurst	329	●○○	●○○	●○○	●○○
Rösti	125	○●○	○●○	○●○	○●○
Röstbrotwürfel	275	○○●	○○●	○●○	○●○
Rotbarsch gegart	56	○●○	●○○	●○○	○●○
Rotbarsch geräuchert	114	○●○	●○○	●○○	○●○
Rotbarsch paniert	180	○●○	●○○	●○○	●○○
Rotbarsch TK gegart	125	○●○	●○○	●○○	○●○
Rotbarschfilet	107	○●○	●○○	●○○	○●○
Rotbarschfilet gegart	125	○●○	●○○	●○○	○●○
Rote Bete	42	○○●	○○●	○○●	○○●
Rote Bete gedünstet	59	○●○	○○●	○○●	○●○
Rote Bete gegart	32	○○●	○○●	○○●	○○●
Rote Bete Konserve netto	34	○○●	○○●	○○●	○●○
Rote Bete Saft	35	○○●	○○●	●○○	○○●
Rote Grütze aus Fruchtsaft	99	○○●	○○●	●○○	○●○
Rote Grütze Pulver	382	○○●	○○●	●○○	○○●
Rotkappe frisch	14	○●○	○○●	○○●	○○●
Rotkohl gegart	18	○○●	○○●	○○●	○○●
Rotkohl gesäuert	12	○○●	○○●	○○●	○○●
Rotkohl Konserve gegart	15	○○●	○○●	○○●	○○●
Rotkohl TK gegart	19	○○●	○○●	○○●	○○●
Rotwein leicht	66	○○●	○○●	●○○	●○○
Rotwein Mousse Premium-Mousse	185	○●○	●○○	●○○	●○○
Rotwein schwer	78	○○●	○○●	●○○	●○○

Produktbezeichnung	Kalorien pro 100 g	Fett	Cholesterin	Sattfaktor	Fitfaktor
Rotweinsoße	56	○●○	○○●	○●○	○○●
Rotwurst	173	○●○	●○○	●○○	●○○
Royal Advokaat	200	○●○	●○○	●○○	●○○
Royal Jamaika	221	○●○	●○○	●○○	●○○
Royal Schwarzwald	181	○●○	●○○	●○○	●○○
Rüblitorte	269	○●○	●○○	○●○	○●○
Rückenspeck Schwein	697	●○○	○○●	●○○	○●○
Rührei	164	●○○	●○○	●○○	○●○
Rührei m. Käse und Schinken	191	●○○	●○○	●○○	●○○
Rührei m. Pfifferlingen	124	●○○	●○○	●○○	○●○
Rührei m. Speck	182	●○○	●○○	●○○	●○○
Rum	231	○○●	○○●	●○○	●○○
Rumkugeln	403	○○●	○○●	●○○	○●○
Rumpsteak mit Zwiebeln	143	○○●	●○○	●○○	●○○
Rumtopf	163	○○●	○○●	●○○	●○○
Russisch Brot	381	○○●	○○●	●○○	○●○
Russische Creme mit Schlagsahne	215	○●○	●○○	●○○	●○○
Russischer Zupfkuchen TK	270	○●○	●○○	●○○	●○○
S					
Saccharin Cyclamat Tabletten	253	○○●	○○●	●○○	○○●
Saccharin Tabletten	250	○○●	○○●	●○○	○○●
Sachertorte	337	○●○	●○○	●○○	●○○
Safran	349	○○●	○○●	●○○	○●○
Sago	341	○○●	○○●	●○○	○○●
Sahne 10 % Fett	117	●○○	●○○	●○○	○●○
Sahne 30 % Fett	288	●○○	●○○	●○○	●○○
Sahne Sprühsahne 30 % Fett	312	●○○	●○○	●○○	●○○
Sahnegulasch	107	●○○	●○○	●○○	●○○
Sahnekaramellen	355	○○●	○○●	●○○	●○○
Sahneschokoladeneis	258	●○○	●○○	●○○	●○○
Sahnesoße hell	87	●○○	○○●	●○○	○●○

Produktbezeichnung	Kalorien pro 100 g	Fett	Cholesterin	Sattfaktor	Fitfaktor
Salami	360	rot	rot	rot	rot
Salami fein	355	rot	rot	rot	rot
Salami italienisch	331	rot	rot	rot	rot
Salami ungarisch	366	rot	rot	rot	rot
Salatgemüse frisch	12	grün	grün	grün	grün
Salatmayonnaise	394	rot	rot	rot	rot
Salatmayonnaise 50 % Fett	482	rot	gelb	rot	gelb
Salbei frisch	54	gelb	grün	grün	gelb
Salbei getrocknet	331	gelb	grün	grün	gelb
Salmiakpastillen	300	grün	grün	rot	rot
Salz	0	grün	grün	rot	grün
Salzburger Nockerln	211	gelb	rot	rot	rot
Salzgebäck	347	grün	grün	rot	grün
Salzkartoffeln	68	grün	grün	grün	grün
Salzstangen	347	grün	grün	rot	grün
Sambal Oelek	141	grün	grün	gelb	grün
Sanddornbeere	94	rot	grün	grün	grün
Sanddornbeere gegart	98	rot	grün	grün	grün
Sanddornkonfitüre	290	grün	grün	rot	gelb
Sanddornsaft	87	rot	grün	rot	grün
Sandkuchen	440	rot	rot	rot	rot
Sandwich m. Geflügel u. Tomate	235	rot	rot	rot	gelb
Sandwich mit Krabbensalat	228	grün	grün	rot	gelb
Sandwich m. Thunfisch u. Salat	266	gelb	gelb	rot	gelb
Sandwich m. Tomate u. Mozzarella	182	gelb	gelb	rot	gelb
Sanella	720	rot	gelb	rot	rot
Sardelle	102	grün	gelb	rot	gelb
Sardelle geräuchert	108	grün	gelb	rot	gelb
Sardelle Konserve netto	101	grün	gelb	rot	gelb
Sardellenfilet TK	102	grün	gelb	rot	gelb
Sardellenpaste	195	gelb	grün	rot	grün
Sardine gegart	77	gelb	gelb	rot	gelb

Produktbezeichnung	Kalorien pro 100 g	Fett	Choles-terin	Satt-faktor	Fit-faktor
Sardine geräuchert	126	○●○	○●○	●○○	○●○
Sardine Konserve in Öl netto	166	●○○	○○●	●○○	○○●
Sardine TK gegart	138	○●○	○●○	●○○	○●○
Sauce Béarnaise	419	●○○	●○○	●○○	●○○
Sauce Hollandaise Konserve	112	●○○	●○○	●○○	●○○
Sauerampfer	22	○○●	○○●	○○●	○○●
Sauerampfertrunk	7	○○●	○○●	●○○	○○●
Sauerbraten m. Soße u. Gemüse	114	●○○	●○○	●○○	●○○
Sauerkirschkompott	81	○○●	○○●	●○○	○●○
Sauerkraut frisch	17	○○●	○○●	○○●	○○●
Sauerkraut frisch gegart	17	○○●	○○●	○○●	○○●
Sauerkraut Konserve netto	16	○○●	○○●	○○●	○○●
Sauerkrautsaft	15	○○●	○○●	○●○	○○●
Sauerkrauttrunk	6	○○●	○○●	○●○	○○●
Sauermilchkäse Magerstufe	131	○○●	○○●	●○○	○○●
Saure Pommes	340	○○●	○○●	●○○	●○○
Saure Sahne 10 % Fett	117	●○○	●○○	●○○	○●○
Saure Sahne Kräutersoße	104	●○○	●○○	●○○	●○○
Savarin	253	○●○	●○○	●○○	●○○
Scampi in Tomatensoße	91	○●○	●○○	●○○	○○●
Scampi netto	85	○○●	●○○	●○○	○●○
Schaffleisch fe. gegart	307	●○○	●○○	●○○	●○○
Schaffleisch ma. gegart	180	○●○	●○○	●○○	○●○
Schaffleisch mf. gegart	270	●○○	●○○	●○○	●○○
Schafsherz gegart	162	○●○	●○○	●○○	●○○
Schafsleber gegart	135	○○●	●○○	●○○	○○●
Schafsmilch	96	○●○	○●○	●○○	○●○
Schalotte	22	○○●	○○●	○○●	○○●
Schaschlik Grillsoße	75	○○●	○○●	○○●	○○●
Schaschlik m. Pommes u. Ketchup	134	○●○	●○○	●○○	●○○
Schaschlik m. Soße	203	●○○	●○○	●○○	●○○
Schaumdessert Pulver Schokolade	382	○○●	○○●	●○○	○●○

Produktbezeichnung	Kalorien pro 100 g	Fett	Choles-terin	Satt-faktor	Fit-faktor
Schaumdessert Pulver Vanille	382	○○●	○○●	●○○	○●○
Schaumwein	79	○○●	○○●	●○○	●○○
Scheiblette	271	●○○	○●○	●○○	○●○
Schellfisch gegart	49	○○●	●○○	●○○	○●○
Schellfisch gekocht	90	○○●	●○○	●○○	○●○
Schellfisch TK gegart	91	○○●	●○○	●○○	○●○
Schellfischfilet gegart	91	○○●	●○○	●○○	○●○
Schichtkäse 10 % F. i. Tr.	86	○○●	○○●	●○○	○○●
Schichtkäse 45 % F. i. Tr.	168	●○○	●○○	●○○	●○○
Schillerlocke geräuchert	162	○●○	●○○	●○○	○●○
Schinken gekocht	113	○●○	●○○	●○○	○●○
Schinken gekocht geräuchert	121	○●○	●○○	●○○	○●○
Schinken roh geräuchert	116	○●○	●○○	●○○	○●○
Schinkenfleckerln	259	○●○	●○○	●○○	●○○
Schinkensalami	348	●○○	●○○	●○○	○●○
Schinkenspeck	152	○●○	●○○	●○○	●○○
Schinkenspeck roh ungeräuchert	152	○●○	●○○	●○○	●○○
Schinkenwurst roh	293	●○○	●○○	●○○	●○○
Schlagsahne 30 % Fett	288	●○○	●○○	●○○	●○○
Schlehe	69	○○●	○○●	○○●	○○●
Schleie gegart	34	○○●	●○○	●○○	○●○
Schleie gekocht	81	○○●	●○○	●○○	○●○
Schleie paniert	166	○●○	●○○	●○○	●○○
Schleie TK gegart	89	○○●	●○○	●○○	○●○
Schleienfilet gebraten	89	○○●	●○○	●○○	○●○
Schlemmer Joghurt mit Frucht	106	○●○	●○○	●○○	●○○
Schlemmerbombe Fürst Pückler Art	198	●○○	●○○	●○○	●○○
Schlemmer-Filet					
– Blattspinat TK	144	●○○	●○○	●○○	●○○
– Bordelaise TK	166	●○○	●○○	●○○	●○○
– Broccoli TK	109	○●○	●○○	●○○	●○○
– Champignon TK	220	●○○	●○○	●○○	●○○

Produktbezeichnung	Kalorien pro 100 g	Fett	Cholesterin	Sattfaktor	Fitfaktor
– Dreierlei Käse	87	🟡	🔴	🔴	🔴
– Italiano TK	115	🔴	🔴	🔴	🔴
Schlemmer-Pfanne Helgoland TK	112	🔴	🔴	🔴	🔴
Schlesisches Himmelreich	126	🟡	🟡	🟡	🔴
Schmand 20 % Fett	205	🔴	🔴	🔴	🟡
Schmelzflocken	354	🟡	🔴	🟢	🟡
Schmelzkäse 20 % F. i. Tr.	189	🟡	🟡	🔴	🟡
Schmelzkäse 45 % F. i. Tr.	288	🔴	🟡	🔴	🟡
Schmierwurst fette Mettwurst	382	🔴	🟡	🔴	🟡
Schmorgurkengemüse	27	🟡	🟢	🟡	🟢
Schnecken	335	🟢	🟢	🔴	🟡
Schnecken Burgunder Art	229	🔴	🔴	🔴	🟡
Schnecken gegart	64	🟢	🔴	🔴	🟢
Schnittkäse 45 % F. i. Tr.	344	🔴	🟡	🔴	🟡
Schnittlauch frisch	27	🟢	🟢	🟢	🟢
Schnittlauch getrocknet	187	🟢	🟢	🟢	🟢
Schnittlauch Pulver	191	🟢	🟢	🟢	🟢
Schnittlauch TK	27	🟢	🟢	🟢	🟢
Schnittlauchquark	114	🔴	🔴	🔴	🟡
Schnittlauchquark mager	68	🟢	🟢	🔴	🟢
Schokokeks	489	🟡	🔴	🔴	🔴
Schokokuss	435	🟡	🟡	🔴	🔴
Schokolade	536	🟡	🟢	🔴	🔴
Schokolade Erdnuss	519	🔴	🟢	🔴	🔴
Schokolade Joghurt	351	🟢	🟢	🔴	🟡
Schokolade Mandel	519	🔴	🟢	🔴	🔴
Schokolade Marzipan	502	🔴	🟢	🟡	🔴
Schokolade mit Alkohol	346	🟢	🟢	🔴	🔴
Schokolade Mokka	520	🔴	🟢	🔴	🔴
Schokolade Nougat	515	🟡	🟢	🔴	🔴
Schokolade Nuss	436	🟢	🟢	🔴	🔴
Schokolade Trauben Nuss	436	🟢	🟢	🔴	🔴

Produktbezeichnung	Kalorien pro 100 g	Fett	Choles-terin	Satt-faktor	Fit-faktor
Schokolade Vollmilch Nuss	521	rot	grün	rot	rot
Schokolade weiß	542	gelb	grün	rot	rot
Schokoladencreme	176	gelb	rot	rot	rot
Schokoladendragees	372	grün	grün	gelb	rot
Schokoladeneis	191	gelb	rot	rot	rot
Schokoladenkuchen	359	grün	gelb	rot	rot
Schokoladenpudding	157	gelb	rot	rot	rot
Schokoladensahnetorte	323	rot	rot	rot	rot
Schokoladensoße	78	grün	rot	rot	rot
Schokoladensoße Trockenpr.	161	gelb	grün	rot	rot
Scholle gefüllt	200	rot	rot	rot	rot
Scholle gegart	55	grün	rot	rot	gelb
Scholle geräuchert	95	grün	rot	rot	gelb
Scholle paniert	176	gelb	rot	rot	rot
Scholle Sylter Art TK	229	rot	rot	rot	rot
Scholle TK gegart	105	grün	rot	rot	gelb
Schollenfilet	90	grün	rot	rot	gelb
Schollenfilet gebraten	163	gelb	rot	rot	rot
Schollenfilet gegart	105	grün	rot	rot	gelb
Schöller Heiß auf Eis Himbeer	168	gelb	rot	rot	rot
Schöller Heiß auf Eis Schokolade	178	gelb	rot	rot	rot
Schorle Weinschorle	37	grün	grün	rot	rot
Schupfnudeln	127	grün	rot	gelb	gelb
Schupfnudeln Pfanni	346	grün	gelb	gelb	gelb
Schwarzbrotpudding	232	gelb	rot	gelb	rot
Schwarzwaldbecher mit Quark	132	grün	grün	rot	rot
Schwarzwälder Kirschtorte	247	rot	rot	rot	rot
Schwarzwurzel	17	grün	grün	grün	grün
Schwarzwurzel gegart	15	grün	grün	grün	grün
Schwarzwurzel Konserve gegart	13	grün	grün	grün	gelb
Schwarzwurzel Konserve netto	15	grün	grün	grün	gelb
Schwein Innereien gegart	123	grün	rot	rot	gelb

Produktbezeichnung	Kalorien pro 100 g	Fett	Cholesterin	Sattfaktor	Fitfaktor
Schwein Muskelfleisch	106	grün	rot	rot	gelb
Schweinebacke gegart	319	rot	rot	rot	rot
Schweinebauch fe. gegart	405	rot	gelb	rot	gelb
Schweinebraten gepökelt	137	gelb	rot	rot	gelb
Schweinebr. gepökelt geräuchert	139	gelb	rot	rot	gelb
Schweinebraten Konserve	137	gelb	rot	rot	gelb
Schweinebraten mf. gegart	217	gelb	rot	rot	gelb
Schweinefilet gegart	146	grün	rot	rot	gelb
Schweinefleisch ma. gegart	175	gelb	rot	rot	gelb
Schweinefleisch mf. gegart	217	gelb	rot	rot	gelb
Schweinefleisch mf. gepökelt	150	gelb	rot	rot	gelb
Schw.-fl. mf. gepökelt geräuchert	153	gelb	rot	rot	gelb
Schweinegulasch fe. gegart	228	gelb	rot	rot	rot
Schweinegulasch ma. gegart	201	gelb	rot	rot	gelb
Schweinegulasch mf. gegart	217	gelb	rot	rot	gelb
Schweinekeule fe. gegart	193	gelb	rot	rot	rot
Schweinekeule ma. gegart	175	gelb	rot	rot	gelb
Schweinekeule mf. gegart	187	gelb	rot	rot	rot
Schweinekotelett natur	217	gelb	rot	rot	gelb
Schweinekotelett paniert	262	gelb	rot	rot	gelb
Schweineleber gegart	123	grün	rot	rot	gelb
Schweinelende ma. gegart	146	grün	rot	rot	gelb
Schweinelende mf. gegart	209	gelb	rot	rot	rot
Schweinenacken Kamm fe. gegart	256	rot	rot	rot	rot
Schweinenacken Kamm ma. gegart	209	gelb	rot	rot	rot
Schweinenacken Kamm mf. gegart	240	rot	rot	rot	rot
Schweineragout mit Kräutern	89	gelb	gelb	gelb	grün
Schweineroulade gegart	175	gelb	rot	rot	gelb
Schweinerücken mf. gegart	210	gelb	rot	rot	rot
Schweineschmalz	882	rot	gelb	rot	gelb
Schweineschnitzel gegart	146	grün	rot	rot	gelb
Schweineschnitzel natur	174	gelb	rot	rot	gelb

Produktbezeichnung	Kalorien pro 100 g	Fett	Choles-terin	Satt-faktor	Fit-faktor
Schweineschnitzel paniert	238	○●○	●○○	●○○	●○○
Schweinesteak	145	○○●	●○○	●○○	○●○
Schweinesteak ma. gegart	173	○○●	●○○	●○○	○●○
Schweinesteak mf. gegart	210	○●○	●○○	●○○	○●○
Schwertfisch	116	○●○	●○○	●○○	○●○
Seehecht gegart	59	○○●	●○○	●○○	○●○
Seehecht TK gegart	108	○○●	●○○	●○○	○●○
Seehechtfilet	92	○○●	●○○	●○○	○●○
Seehechtfilet gegart	108	○○●	●○○	●○○	○●○
Seelachs gegart	60	○○●	●○○	●○○	○●○
Seelachs Konserve in Öl netto	147	●○○	●○○	●○○	○●○
Seelachsfilet	82	○○●	●○○	●○○	○●○
Seelachsfilet gegart	96	○○●	●○○	●○○	○●○
Seeteufel	74	○○●	●○○	●○○	○●○
Seezunge gebraten	147	○●○	●○○	●○○	●○○
Seezunge gegart	67	○○●	●○○	●○○	○●○
Seezunge gegrillt	112	○○●	●○○	●○○	○●○
Seezunge geräuchert	88	○○●	●○○	●○○	○●○
Seezungenfilet	83	○○●	●○○	●○○	○●○
Seezungenfilet gegart	97	○○●	●○○	●○○	○●○
Seezungenfilet mit Soße	113	○●○	●○○	●○○	○●○
Sekt	79	○○●	○○●	●○○	●○○
Sellerieblätter frisch	25	○○●	○○●	○○●	○○●
Sellerieblätter getrocknet	258	○○●	○○●	○○●	○○●
Selleriecremesuppe	19	●○○	●○○	○○●	○●○
Sellerieknolle	19	○○●	○○●	○○●	○○●
Sellerieknolle gegart	15	○○●	○○●	○○●	○○●
Sellerieknolle Konserve gegart	13	○○●	○○●	○○●	○○●
Sellerieknolle Konserve netto	16	○○●	○○●	○○●	○○●
Sellerieknollensaft	16	○○●	○○●	○●○	○○●
Selleriesuppe	36	●○○	○○●	○○●	○●○
Semmelauflauf	242	○●○	●○○	●○○	●○○

Produktbezeichnung	Kalorien pro 100 g	Fett	Cholesterin	Sattfaktor	Fitfaktor
Semmelbrösel	358	grün	grün	rot	gelb
Semmelknödel	169	gelb	rot	rot	gelb
Senf mild	86	gelb	grün	rot	gelb
Senf scharf	79	gelb	grün	gelb	gelb
Senf süß	87	gelb	grün	rot	gelb
Senfbutter	577	rot	rot	rot	rot
Senfgurke sauer	14	grün	grün	gelb	grün
Senfkorn gelb	475	rot	grün	rot	gelb
Senfpulver	347	grün	grün	gelb	gelb
Senfsoße	75	rot	grün	rot	gelb
Serbische Bohnensuppe	65	gelb	grün	grün	grün
Serbische Bohnensuppe Kons.	61	gelb	grün	grün	grün
Serbisches Reisfleisch	86	grün	gelb	rot	gelb
Sesam	559	rot	grün	gelb	grün
Sesam geröstet	588	rot	grün	gelb	grün
Sesamöl	880	rot	grün	rot	grün
Shake Cappuccino Burger King klein	111	grün	rot	rot	rot
Shake Erdbeer Burger King klein	111	grün	rot	rot	rot
Shake Schokolade Burger King klein	117	grün	rot	rot	rot
Shake Vanilla Burger King klein	100	gelb	rot	rot	rot
Sherry	117	grün	grün	rot	rot
Sherry cream	139	grün	grün	rot	rot
Sherry medium	119	grün	grün	rot	rot
Sherry sweet	139	grün	grün	rot	rot
Sherry trocken	117	grün	grün	rot	rot
Shiitakepilz frisch	42	grün	grün	grün	grün
Shrimps	91	grün	rot	rot	gelb
Shrimps gegart	93	grün	rot	rot	gelb
Shrimps Konserve netto	90	grün	rot	rot	gelb
Simonsbrot	188	grün	grün	grün	grün
Sirup	322	grün	grün	rot	grün
Smacks	375	grün	grün	rot	rot

Produktbezeichnung	Kalorien pro 100 g	Fett	Choles-terin	Satt-faktor	Fit-faktor
Smarties	100	grün	rot	rot	rot
Snickers	497	rot	rot	rot	rot
Snickers Miniatures	498	rot	rot	rot	rot
Softeis	129	grün	grün	rot	rot
Soja Bolognese Konserve	87	grün	grün	grün	gelb
Sojabohne frisch	143	gelb	grün	gelb	grün
Sojabohne geröstet	359	rot	grün	grün	grün
Sojabohne getrocknet	416	gelb	grün	gelb	grün
Sojabohne Konserve netto	131	gelb	grün	gelb	grün
Sojabohnen Pulver	425	gelb	grün	gelb	grün
Sojabratlinge nass	347	rot	grün	rot	gelb
Sojabrot	360	rot	grün	grün	grün
Sojaeiweiß	285	grün	grün	grün	grün
Sojafleisch Trockenprodukt roh	305	grün	grün	grün	grün
Sojalecithin	884	rot	grün	rot	grün
Sojamark	184	grün	grün	grün	grün
Sojamehl entfettet	197	grün	grün	grün	grün
Sojamehl halbfett	274	gelb	grün	grün	grün
Sojamilch flüssig	152	rot	grün	grün	grün
Sojamilch milchsauer	152	rot	grün	grün	grün
Sojamilch Pulver	360	rot	grün	grün	grün
Sojanudeln roh	325	grün	grün	grün	grün
Sojaöl	871	rot	grün	rot	grün
Sojasoße	70	grün	grün	rot	grün
Sojasprossen	52	grün	grün	grün	grün
Sojasprossen gegart	46	grün	grün	grün	grün
Sojasprossen Konserve netto	41	grün	grün	grün	gelb
Sojawurst Konserve	292	rot	grün	rot	gelb
Solero Exotic	149	gelb	grün	rot	gelb
Solero Shots	26	grün	grün	rot	gelb
Solero Shots Tropical	26	grün	grün	rot	gelb
Sonnenblumenkern	574	rot	grün	rot	grün

Produktbezeichnung	Kalorien pro 100 g	Fett	Choles-terin	Satt-faktor	Fit-faktor
Sonnenblumenkern geröstet	602	rot	grün	rot	grün
Sonnenblumenöl	882	rot	grün	rot	grün
Sorbet	139	grün	grün	rot	gelb
Soße dunkel	117	rot	gelb	rot	gelb
Soße hell	74	rot	grün	rot	grün
Soßenbinder hell Trockenprodukt	353	grün	gelb	rot	rot
Spaghetti alla carbonara	206	rot	rot	rot	rot
Spaghetti Bolognese	135	gelb	rot	rot	rot
Spaghetti mit Ei	352	grün	rot	rot	rot
Spaghetti mit Gorgonzola	160	gelb	rot	rot	rot
Spaghetti Napoli	124	grün	rot	rot	rot
Spaghettifertiggericht m. Tomatenso.	130	gelb	grün	rot	rot
Spargel gegart	16	grün	grün	grün	grün
Spargel Konserve gegart	14	grün	grün	grün	grün
Spargel Konserve netto	15	grün	grün	grün	grün
Spargel mit Sauce Hollandaise	137	rot	rot	rot	gelb
Spargel TK gegart	18	grün	grün	grün	grün
Spargelcremesuppe	84	rot	rot	rot	gelb
Spätzle	352	grün	rot	rot	gelb
Speck durchwachsen	145	gelb	rot	rot	rot
Speck durchwachsen roh geräuchert	320	rot	gelb	rot	gelb
Speck roh	320	rot	gelb	rot	gelb
Speckkartoffeln	87	grün	grün	gelb	grün
Speckpfannkuchen	225	gelb	rot	rot	rot
Speiseeis	85	grün	gelb	rot	rot
Speisesalz	0		grün		
Spekulatius	489	gelb	rot	rot	rot
Spiegelei mit Schinken	176	rot	rot	rot	rot
Spinat	17	grün	grün	grün	grün
Spinat gegart	19	grün	grün	grün	grün
Spinat Konserve gegart	18	grün	grün	grün	grün
Spinat Konserve netto	16	grün	grün	grün	grün

Produktbezeichnung	Kalorien pro 100 g	Fett	Choles-terin	Satt-faktor	Fit-faktor
Spinat mit Sahne	38	gelb	grün	grün	grün
Spinat TK gegart	20	grün	grün	grün	grün
Spinatauflauf mit Käse	80	rot	rot	grün	grün
Spinatpüreesuppe	52	gelb	grün	gelb	grün
Springerle	336	grün	rot	rot	rot
Sprite	42	grün	grün	rot	gelb
Sprite light	1	grün	grün	rot	gelb
Spritzgebäck	531	rot	gelb	rot	rot
Sprotte geräuchert	225	rot	rot	rot	gelb
Sprotte Konserve netto	212	rot	rot	rot	gelb
Sprühsahne 30 % Fett	312	rot	rot	rot	rot
Stachelbeere	44	grün	grün	grün	grün
Stachelbeere gegart	46	grün	grün	grün	grün
Stachelbeere Konserve netto	79	grün	grün	grün	gelb
Stachelbeerkonfitüre	272	grün	grün	rot	gelb
Starkbier	60	grün	grün	rot	rot
Stärke	351	grün	grün	rot	grün
Steinbutt gebraten	120	gelb	rot	rot	gelb
Steinbutt gegart brutto	41	grün	rot	rot	gelb
Steinbutt paniert	170	gelb	rot	rot	rot
Steinbuttfilet gebraten	97	grün	rot	rot	gelb
Steinofenbrot	210	grün	grün	gelb	grün
Steinpilz frisch	20	grün	grün	grün	grün
Steinpilz gedünstet	71	rot	rot	grün	gelb
Steinpilz getrocknet	149	grün	grün	grün	grün
Steinpilzsuppe Trockenprodukt	377	gelb	grün	rot	grün
Steppenkäse 45 % F. i. Tr.	326	rot	gelb	rot	gelb
Stickletti	357	grün		rot	rot
Stielmus	24	grün	grün	grün	grün
Stilton 60 % F. i. Tr.	461	rot	rot	rot	rot
Stint	88	grün	rot	rot	gelb
Stockfisch TK	333	grün	rot	rot	gelb

Produktbezeichnung	Kalorien pro 100 g	Fett	Choles-terin	Satt-faktor	Fit-faktor
Storck Riesen	452	gelb	rot	rot	rot
Storck Riesen Erdnuss	433	gelb	rot	rot	rot
Stout Porter	52	grün	grün	rot	gelb
Streichmettwurst	370	rot	gelb	rot	gelb
Streuselkuchen Hefeteig	376	gelb	gelb	rot	rot
Streuselteig Fertigmischung	518	rot	grün	rot	gelb
Studentenfutter	483	rot	grün	gelb	gelb
Stutenmilch	48	grün	gelb	rot	grün
Sultaninen	298	grün	grün	gelb	grün
Sundae Eis					
– Erdbeer McDonalds	150	grün	rot	rot	rot
– Karamell McDonalds	184	gelb	rot	rot	rot
– Schoko McDonalds	186	gelb	rot	rot	rot
– Waffeltüte McDonalds	159	gelb	rot	rot	rot
Suppe dunkel	64	rot	grün	rot	grün
Suppe hell	41	rot	rot	rot	gelb
Suppe hell gebunden	51	gelb	grün	rot	grün
Suppe klar mit Einlage	60	gelb	rot	rot	gelb
Suppen Drink Broccolicreme	60	rot	gelb	gelb	gelb
Suppen Drink mit Nudeln	13	rot	gelb	gelb	gelb
Suppen Drink Tomatencreme	50	gelb	gelb	gelb	gelb
Suppenfond Konserve	24	gelb	grün	gelb	grün
Suppengrün	24	grün	grün	grün	grün
Suppengrün gegart	21	grün	grün	grün	grün
Suppengrün getrocknet	226	grün	grün	grün	grün
Suppengrün getrocknet gegart	66	grün	grün	grün	grün
Suppengrün TK gegart	21	grün	grün	grün	grün
Suppenhuhn gegart	223	rot	rot	rot	rot
Suppenwürze	224	grün	grün	rot	grün
Süßkirschkompott	86	grün	grün	gelb	gelb
Süßwein	152	grün	grün	rot	gelb
Szegediner Gulasch	81	rot	rot	gelb	gelb

Produktbezeichnung	Kalorien pro 100 g	Fett	Cholesterin	Sattfaktor	Fitfaktor
T					
Tabasco	70	⚪🟡⚪	⚪⚪🟢	⚪⚪🟢	⚪⚪🟢
Tafelspitz mit Meerrettichsoße	157	🔴⚪⚪	🔴⚪⚪	🔴⚪⚪	⚪🟡⚪
Tafelwasser mit Kohlensäure	0	⚪⚪⚪	⚪⚪⚪	⚪⚪⚪	⚪⚪🟢
Tagliatelle grün mit Muscheln	113	⚪⚪🟢	🔴⚪⚪	🔴⚪⚪	⚪🟡⚪
Tagliatelle mit Schinken	177	⚪🟡⚪	🔴⚪⚪	🔴⚪⚪	🔴⚪⚪
Tapioka	349	⚪⚪🟢	⚪⚪🟢	🔴⚪⚪	⚪⚪🟢
Tartex					
– Delikatess Pastete	220	🔴⚪⚪	⚪🟡⚪	🔴⚪⚪	⚪🟡⚪
– Exquisit Pastete	280	🔴⚪⚪	⚪🟡⚪	🔴⚪⚪	⚪🟡⚪
– Primabella	280	🔴⚪⚪	⚪🟡⚪	🔴⚪⚪	⚪🟡⚪
– Tomabella	240	🔴⚪⚪	⚪🟡⚪	🔴⚪⚪	⚪🟡⚪
Tatar gegart	145	⚪⚪🟢	🔴⚪⚪	🔴⚪⚪	⚪🟡⚪
Tatar roh	113	⚪⚪🟢	🔴⚪⚪	🔴⚪⚪	⚪🟡⚪
Taube gegart brutto	220	🔴⚪⚪	🔴⚪⚪	🔴⚪⚪	⚪🟡⚪
Tee grün	0	⚪⚪🟢	⚪⚪🟢	🔴⚪⚪	⚪⚪🟢
Tee schwarz	0	⚪⚪🟢	⚪⚪🟢	🔴⚪⚪	⚪⚪🟢
Tee schwarz m. Milch u. Zucker	10	⚪⚪🟢	⚪⚪🟢	🔴⚪⚪	⚪🟡⚪
Tee schwarz m. Sahne u. Zucker	17	⚪🟡⚪	⚪🟡⚪	🔴⚪⚪	🔴⚪⚪
Tee schwarz mit Alkohol	15	⚪⚪🟢	⚪⚪🟢	🔴⚪⚪	⚪⚪🟢
Tee schwarz mit Milch	2	⚪🟡⚪	⚪⚪🟢	🔴⚪⚪	⚪⚪🟢
Tee schwarz mit Sahne	10	🔴⚪⚪	🔴⚪⚪	🔴⚪⚪	⚪🟡⚪
Tee schwarz mit Zucker	8	⚪⚪🟢	⚪⚪🟢	🔴⚪⚪	⚪🟡⚪
Teewurst	367	🔴⚪⚪	⚪🟡⚪	🔴⚪⚪	⚪🟡⚪
Teewurst Du darfst	307	🔴⚪⚪	🔴⚪⚪	🔴⚪⚪	🔴⚪⚪
Teewurst Rügenwalder Art	295	🔴⚪⚪	🔴⚪⚪	🔴⚪⚪	🔴⚪⚪
Teltower Rübchen frisch	42	⚪⚪🟢	⚪⚪🟢	⚪⚪🟢	⚪⚪🟢
Thomy Rot Weiß	415	🔴⚪⚪	🔴⚪⚪	🔴⚪⚪	🔴⚪⚪
Thüringer Rotwurst fettarm	173	⚪🟡⚪	🔴⚪⚪	🔴⚪⚪	🔴⚪⚪
Thüringer Rotwurst Konserve	241	🔴⚪⚪	🔴⚪⚪	🔴⚪⚪	🔴⚪⚪
Thymian frisch	47	⚪⚪🟢	⚪⚪🟢	⚪⚪🟢	⚪🟡⚪
Thymian getrocknet	287	⚪⚪🟢	⚪⚪🟢	⚪⚪🟢	⚪🟡⚪

Produktbezeichnung	Kalorien pro 100 g	Fett	Cholesterin	Sattfaktor	Fitfaktor
tic tac	408	○○●	○○●	●○○	●○○
Tilsiter 45 % F. i. Tr	354	●○○	●○○	●○○	●○○
Tilsiter Magerstufe	139	○○●	○○●	●○○	○○●
Tintenfisch ganz fritiert	72	○○●	●○○	●○○	○●○
Tintenfisch gegart	95	○○●	●○○	●○○	○●○
Tintenfisch in Öl netto	146	●○○	●○○	●○○	●○○
Tiramisu Eis	117	○●○	●○○	●○○	●○○
Toast Hawaii	257	○●○	○●○	●○○	○●○
Toast m. Spargel Schinken u. Käse	159	●○○	●○○	●○○	○●○
Toastbrot Vollkorn	241	○○●	○○●	○○●	○○●
Toastbrot weiß	253	○○●	○○●	●○○	○○●
Toffees	449	○●○	○○●	●○○	○●○
Toffifee	514	●○○	●○○	●○○	●○○
Tofu fest	144	●○○	○○●	●○○	○○●
Tokayer	152	○○●	○○●	●○○	●○○
Toma.-Gurkensal. m. Joghurtsoße	37	●○○	○○●	○●○	○○●
Tomate	17	○○●	○○●	○○●	○○●
Tomate gegart	20	○○●	○○●	○○●	○○●
Tomate grün	27	○○●	○○●	○○●	○○●
Tomate Konserve gegart	16	○○●	○○●	○○●	○○●
Tomate Konserve netto	15	○○●	○○●	○○●	○○●
Tomatencremesuppe	66	●○○	●○○	○●○	○○●
Tomatenketchup	110	○○●	○○●	●○○	○●○
Tomatenmark	74	○○●	○○●	○○●	○○●
Tomatenpaprika	29	○○●	○○●	○○●	○○●
Tomatensaft	15	○○●	○○●	●○○	○○●
Tomatensalat mit Salatöl	51	●○○	○○●	○●○	○○●
Tomatensoße m. Tomatenmark	126	●○○	○●○	○●○	○○●
Tomatensuppe gebunden	56	○●○	○○●	●○○	○○●
Topfenpalatschinken	195	○●○	●○○	●○○	●○○
Topfenstrudel	216	○○●	●○○	●○○	●○○
Topinambur	31	○○●	○○●	○○●	○○●

Produktbezeichnung	Kalorien pro 100 g	Fett	Choles-terin	Satt-faktor	Fit-faktor
Torteletts	212	gelb	rot	rot	rot
Tortenboden Mürbeteig	509	gelb	rot	rot	rot
Tortencremepulver Schokolade	382	grün	grün	rot	gelb
Tortengusspulver	351	grün	grün	rot	gelb
Trappisten 45 %	338	rot	gelb	rot	gelb
Traubenkernöl	879	rot	grün	rot	grün
Traubensaft rot	70	grün	grün	rot	gelb
Traubensaft weiß	70	grün	grün	rot	gelb
Traubenzucker	405	grün	grün	rot	gelb
Trinkjoghurt 1,5 % Fett	71	gelb	gelb	rot	gelb
Trinkjoghurt 3,5 % Fett	88	gelb	rot	rot	rot
Trockenhefe	288	grün	grün	grün	grün
Trüffel frisch	48	grün	grün	grün	grün
Trüffel getrocknet	139	grün	grün	grün	grün
Trüffel Konserve netto	46	grün	grün	grün	grün
Trüffelleberwurst	321	rot	rot	rot	gelb
Trüffelleberwurst Konserve	321	rot	rot	rot	gelb
Trüffeltorte	371	gelb	rot	rot	rot
Tunfisch	222	rot	rot	rot	gelb
Tunfisch gegart	253	rot	rot	rot	gelb
Tunfisch geräuchert	233	rot	rot	rot	gelb
Tunfisch Konserve in Öl netto	222	rot	rot	rot	rot
Tunfisch Konserve netto	219	rot	rot	rot	gelb
Tunfischsalat mit Mayonnaise	144	rot	rot	rot	rot
Twix	493	rot	rot	rot	rot
Twix Miniatures	493	rot	rot	rot	rot
Tzatziki	48	gelb	grün	rot	grün
V					
Vanille Äpfel	89	grün	gelb	rot	rot
Vanillecreme	137	gelb	gelb	rot	rot
Vanilleeis	178	gelb	rot	rot	rot

Produktbezeichnung	Kalorien pro 100 g	Fett	Cholesterin	Sattfaktor	Fitfaktor
Vanilleeis mit heißen Himbeeren	114	gelb	gelb	rot	rot
Vanillekipferl	491	rot	rot	rot	rot
Vanillepudding	126	grün	gelb	rot	rot
Vanilleschote	272	grün	grün	grün	gelb
Vanillesoße	96	gelb	rot	rot	rot
Vanillesoße aus Pulver	109	grün	gelb	rot	rot
Vanillezucker	405	grün	grün	rot	rot
Vanillinzucker	405	grün	grün	rot	rot
Vegetar. Bratlinge Trockenprod.	298	grün	grün	grün	gelb
Vegetarische Pastete	212	gelb	grün	gelb	gelb
Venusmuschel	77	grün	rot	rot	gelb
Venusmuschel Konserve netto	76	grün	rot	rot	gelb
Vienetta					
– Erdbeer-Joghurt	254	rot	rot	rot	rot
– Schokolade	248	rot	rot	rot	rot
– Vanille	259	rot	rot	rot	rot
– Waldbeere	253	rot	rot	rot	rot
Vitalis					
– Früchte Müsli	318	grün	grün	grün	grün
– Knusper Banane-Schokolade	448	gelb	grün	gelb	gelb
– Knusper Flakes	406	gelb	grün	gelb	gelb
– Knusper Honeys	410	gelb	grün	gelb	gelb
– Knusper Müsli	408	gelb	grün	gelb	gelb
– Knusper Schoko	417	gelb	grün	gelb	gelb
– Knusperkissen Erdbeer-Joghurt	445	gelb	grün	gelb	grün
– Knusperkissen Nuss-Nougat	442	gelb	grün	gelb	gelb
– Knusperkissen Schoko	442	gelb	grün	gelb	gelb
– Knusperkissen Vanille	444	gelb	grün	gelb	gelb
– Müsli Plus	312	gelb	grün	grün	grün
– Schoko Müsli	409	gelb	grün	gelb	gelb
Vivana Erdbeer Joghurt Schöller	140	gelb	rot	rot	rot
Vivana Stieleis Joghurt Himbeere	115	rot	rot	rot	rot

Produktbezeichnung	Kalorien pro 100 g	Fett	Cholesterin	Sattfaktor	Fitfaktor
Vollk.-pizza Tomaten Zwiebeln Oliven	157	rot	grün	gelb	grün
Vollkornbrot	188	grün	grün	grün	grün
Vollkornbrot mit Leinsamen	195	grün	grün	grün	grün
Vollkornbrötchen	222	grün	grün	gelb	grün
Vollkornkeks	471	gelb	grün	gelb	grün
Vollkornkeks mit Schokolade	473	gelb	gelb	gelb	gelb
Vollkornnudeln roh	323	grün	grün	grün	grün
W					
Wacholder frisch	42	grün	grün	grün	grün
Wacholderschnaps	210	grün	grün	rot	rot
Wachsbohne	32	grün	grün	grün	grün
Wachsbohne gegart	32	grün	grün	grün	grün
Wachsbohne TK gegart	34	grün	grün	grün	grün
Wachtel	175	gelb	rot	rot	gelb
Waffelkekse	554	rot	rot	rot	rot
Waffeln gebacken	421	rot	rot	rot	rot
Waldorfsalat mit Mayonnaise	101	rot	gelb	gelb	gelb
Waldpilz	15	gelb	grün	grün	grün
Walnuss	654	rot	grün	rot	gelb
Walnussöl	879	rot	grün	rot	grün
Wassermelone netto	38	grün	grün	rot	grün
Weichkäse 20 % F. i. Tr.	178	gelb	gelb	rot	gelb
Weichkäse 45 % F. i. Tr.	275	rot	rot	rot	rot
Weihnachtsgewürzmischung	326	gelb	grün	grün	gelb
Weinbrand	237	grün	grün	rot	rot
Weinbrandbohne	387	grün	grün	rot	rot
Weinessig	19	grün	grün	rot	grün
Weingelee	136	grün	grün	rot	gelb
Weinkäse 45 % F. i. Tr.	289	rot	gelb	rot	gelb
Weinschaumsoße	129	gelb	rot	rot	rot
Weinsuppe	33	grün	grün	gelb	gelb

Produktbezeichnung	Kalorien pro 100 g	Fett	Cholesterin	Sattfaktor	Fitfaktor
Weintraube	71	grün	grün	rot	grün
Weißbrot	235	grün	grün	rot	gelb
Weiße Bohnen in Tomatensoße	58	grün	grün	grün	grün
Weiße Rübe gegart	21	grün	grün	grün	grün
Weiße Rübe netto	26	grün	grün	grün	grün
Weißherbst	88	grün	grün	rot	rot
Weißherbst rosé	88	grün	grün	rot	rot
Weißkohl gegart	20	grün	grün	grün	grün
Weißkohl netto	25	grün	grün	grün	grün
Weißkohl TK gegart	21	grün	grün	grün	grün
Weißsekt	79	grün	grün	rot	rot
Weißwein Auslese lieblich	98	grün	grün	rot	rot
Weißwein halbtrocken	74	grün	grün	rot	rot
Weißwein lieblich	98	grün	grün	rot	rot
Weißwein Mousse Premium-Mousse	185	gelb	rot	rot	rot
Weißwein Spätlese halbtrocken	74	grün	grün	rot	rot
Weißwein trocken	72	grün	grün	rot	rot
Weißwurst Münchner Art	270	rot	rot	rot	rot
Weizenbier	43	grün	grün	rot	rot
Weizenbier hell	38	grün	grün	rot	rot
Weizenflocken	313	grün	grün	grün	grün
Weizenflocken Vollkorn	313	grün	grün	grün	grün
Weizengrieß	326	grün	grün	gelb	grün
Weizenkeim	314	grün	grün	grün	gelb
Weizenkeimöl	879	rot	grün	rot	grün
Weizenkleie	172	grün	grün	grün	grün
Weizenmehl Typ 1050	334	grün	grün	gelb	grün
Weizenmehl Typ 405	337	grün	grün	rot	grün
Weizenmischbrot	219	grün	grün	gelb	grün
Weizenvollkornbrot	212	grün	grün	grün	grün
Welsfilet	162	rot	rot	rot	gelb
Welsfilet gegart	161	rot	rot	rot	gelb

Produktbezeichnung	Kalorien pro 100 g	Fett	Cholesterin	Sattfaktor	Fitfaktor
Wermutwein lieblich	156	grün	grün	rot	rot
Wermutwein trocken	126	grün	grün	rot	rot
Werthers Original	424	gelb	rot	rot	rot
Whisky	250	grün	grün	rot	rot
Whopper					
– normal	226	rot	rot	rot	rot
– doppelt	238	rot	rot	rot	rot
– doppelt mit Käse	241	rot	rot	rot	rot
– mit Käse	231	rot	rot	rot	rot
Wiener Apfelstrudel	173	gelb	grün	rot	rot
Wiener Schnitzel	211	gelb	rot	rot	rot
Wiener Würstchen	304	rot	gelb	rot	gelb
Wildente gegart	225	rot	rot	rot	gelb
Wildgulasch Hirsch Konserve	96	grün	rot	rot	gelb
Wildkaninchen ma. gegart	145	grün	rot	rot	gelb
Wildpilzmischung Konserve	59	gelb	grün	rot	grün
Wildragout mit Soße	93	gelb	rot	rot	gelb
Wildschwein gebraten	145	grün	rot	rot	gelb
Wildschweinkeule	109	grün	rot	rot	gelb
Wildschweinschmorbraten	150	gelb	rot	rot	rot
Windbeutel	463	gelb	rot	rot	gelb
Wirsingeintopf m. Räucherspeck	61	gelb	gelb	gelb	grün
Wirsingkohl	26	grün	grün	grün	grün
Wirsingkohl gegart	22	grün	grün	grün	grün
Wodka	231	grün	grün	rot	rot
Worcestersoße	153	grün	grün	gelb	gelb
Würstchen	296	rot	gelb	rot	gelb
Würstchen fettarm	252	rot	rot	rot	gelb
Würstchen im Schlafrock	349	rot	rot	rot	rot
Würstchen Konserve	276	rot	rot	rot	gelb
Wurstsalat bayerisch	305	rot	gelb	rot	gelb
Wurstsalat mit Öl	281	rot	gelb	rot	gelb

Produktbezeichnung	Kalorien pro 100 g	Fett	Choles-terin	Satt-faktor	Fit-faktor
Y					
Yakult	77	grün	gelb	rot	gelb
Yakult Light	48	grün	grün	rot	grün
Yes	461	rot	rot	rot	rot
Yofresh Gurke Dill	150	rot	gelb	gelb	gelb
Yogurette	552	rot	rot	rot	rot
Z					
Zander gegart	46	grün	rot	rot	gelb
Zanderfilet gegart	96	grün	rot	rot	gelb
Zanderfilet paniert	170	gelb	rot	rot	rot
Zartbitterschokolade	496	rot	grün	gelb	rot
Zichorienkaffee	3	grün	grün	rot	grün
Zichorienkaffee trocken	321	grün	grün	gelb	grün
Ziegenfleisch ma. gegart	191	gelb	rot	rot	gelb
Ziegenfleisch mf. gegart	191	gelb	rot	rot	rot
Ziegenmilch	69	rot	gelb	rot	gelb
Zigeuner Grillsoße	61	grün	grün	grün	grün
Zimt	272	grün	grün	grün	gelb
Zimtsterne	455	gelb	grün	gelb	rot
Zitronat	292	grün	grün	rot	gelb
Zitrone	56	grün	grün	gelb	grün
Zitronencreme	220	grün	rot	rot	rot
Zitroneneis	134	grün	grün	rot	gelb
Zitronenkuchen Fertigmischung	518	rot	grün	rot	gelb
Zitronenlimonade	29	grün	grün	rot	gelb
Zitronenmelisse frisch	42	grün	grün	grün	grün
Zitronenmelisse getrocknet	294	grün	grün	grün	grün
Zitronensaft	100	grün	grün	rot	grün
Zitronenschale	89	grün	grün	rot	grün
Zitronensorbet	141	grün	grün	rot	gelb
Zucchini	19	grün	grün	grün	grün

Produktbezeichnung	Kalorien pro 100 g	Fett	Choles-terin	Satt-faktor	Fit-faktor
Zucchini gegart	19	grün	grün	grün	grün
Zucchini TK gegart	21	grün	grün	grün	grün
Zucchinischeiben paniert gebraten	118	rot	rot	rot	gelb
Zucker braun Rohzucker	396	grün	grün	rot	rot
Zucker weiß	405	grün	grün	rot	rot
Zuckererbse	59	grün	grün	grün	grün
Zuckererbse TK	63	grün	grün	grün	grün
Zuckerguss	338	grün	grün	rot	rot
Zungenwurst hell	265	rot	rot	rot	gelb
Zwetschge	43	grün	grün	grün	gelb
Zwetschge gegart	46	grün	grün	grün	gelb
Zwetschge getrocknet	253	grün	grün	grün	gelb
Zwetschge Konserve netto	79	grün	grün	gelb	gelb
Zwetschge TK	45	grün	grün	grün	gelb
Zwetschgenknödel	134	grün	grün	gelb	gelb
Zwetschgenkuchen Hefeteig	168	grün	gelb	rot	gelb
Zwetschgennektar	54	grün	grün	rot	gelb
Zwetschgenwasser	242	grün	grün	rot	rot
Zwieback	365	grün	grün	rot	grün
Zwiebel	28	grün	grün	grün	grün
Zwiebel gegart	24	grün	grün	grün	grün
Zwiebel geröstet	96	gelb	grün	gelb	grün
Zwiebel Konserve netto	23	grün	grün	grün	gelb
Zwiebelbrot	228	grün	grün	rot	grün
Zwiebelgemüse m. Sahne	84	rot	grün	gelb	grün
Zwiebelkuchen	197	rot	rot	rot	rot
Zwiebelleberwurst einfach	330	rot	rot	rot	rot
Zwiebelsoße	63	rot	grün	rot	grün
Zwiebelsuppe klar	78	gelb	rot	rot	gelb
Zwiebelwurst	266	rot	rot	rot	rot

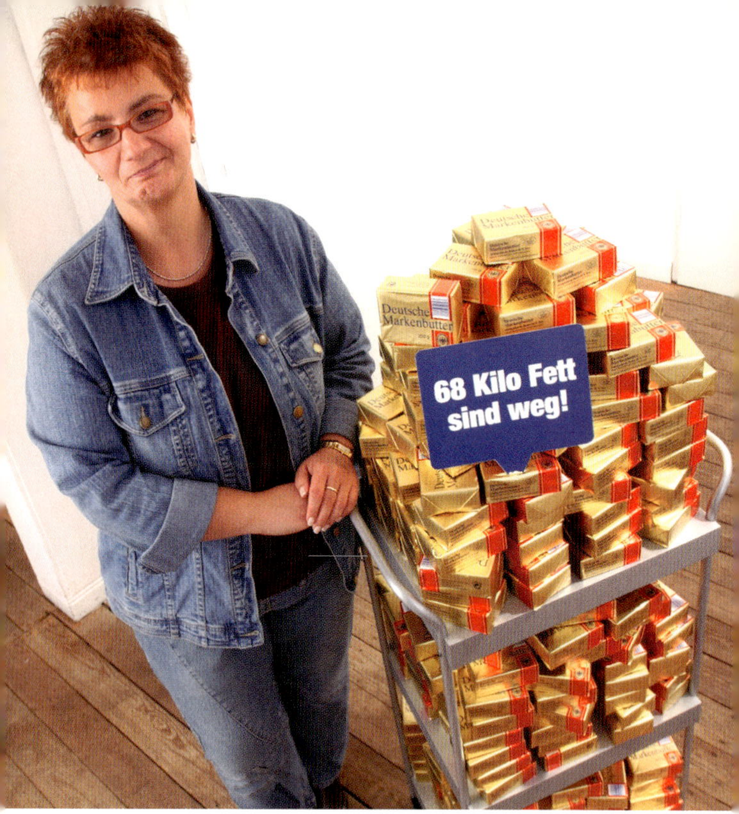

Hallo, wie viel Kilo weniger hat euer Wunschgewicht? Bei mir waren's eine ganze Menge! 160 Kilo – noch gar nicht lange her, dass die Waage mir diese drei Ziffern zeigte. Mein Alp-Traumgewicht! Dabei hab ich viel dagegen gemacht, keine Diät war vor mir sicher. Also, von der Theorie her, was Diäten angeht – ohne mich jetzt in den Himmel zu heben – konnte mir keiner was vormachen. Aber nur in der Theorie, in der Praxis eben nicht. Ich hab sogar im Krankenhaus gelegen und Null-Diät gemacht für vier Wochen. Damals hab ich gar nichts gegessen, nur Wasser getrunken. Außerdem durfte ich ab und zu auf den Heimtrainer. Aber wenn's 5 Kilo war'n am Ende, war's viel. Dat wenig oder gar nichts essen, bringt es eigentlich gar nicht. Irgendwann hab ich wieder aufgehört mit jeder Diät –

und war prompt in meinem alten Rhythmus. Ich hab sogar noch zugelegt, 5 oder 10 Kilo mehr nach jeder Diät. Bis zu besagten 160 Kilo. Da hatte ich nur noch Angst. Ich dachte, wenn du jetzt noch mal Diät anfängst und dat funktioniert nicht, dann setzt du noch einen drauf. Wo soll denn dat hingehen?

Aber, was soll ich sagen – 68 Kilo sind weg. Für immer – die kommen garantiert nicht wieder. Mein Begleiter und Helfer: **mealus**, ein kleiner Diätcomputer. Das Schöne am Abnehmen mit **mealus**: Ihr müsst auf nichts verzichten – auch wenn eure Lieblingsgerichte Currywurst, Torte und Co. heißen. Ihr werdet euch satt fühlen – keine Portionen, die diesen Namen nicht verdienen, keine Pulver oder Kräuter, keine hungrigen 1200 Kalorien oder mageren 30 Gramm Fett pro Tag. Stattdessen verändert ihr euren Ernährungsalltag – in ganz kleinen Schritten, damit ihr Lust bekommt und behaltet, um immer weiter zu gehen.

Ich drück die Daumen!
Eure Bärbel Kremer

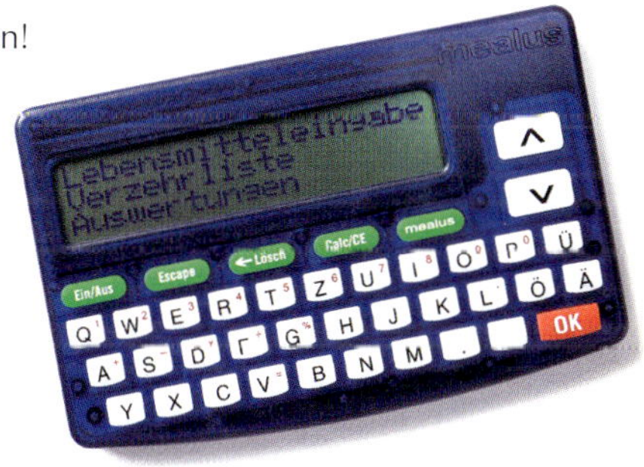

mealus
EINFACH SCHLAUER ESSEN

Neugierig geworden?
Mehr Informationen gibt´s auf www.mealus.de
oder telefonisch unter 040-41 62 32 40

Keine Lust im Internet zu bestellen?
mealus gibt´s auch in der Apotheke: PZN 3051989

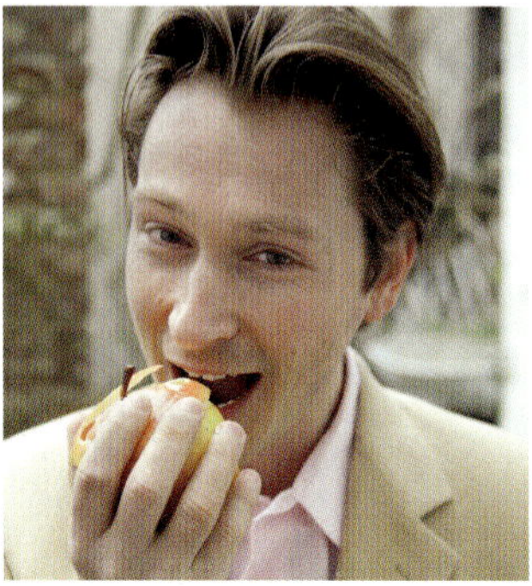

Der Autor

Sven-David Müller-Nothmann arbeitet in Köln beim Internetportal www.qualimedic.de. Als Diätassistent und Diabetesberater der Deutschen Diabetes Gesellschaft hat Sven-David Müller-Nothmann ein Jahrzehnt an der Universitätsklinik Aachen gearbeitet und kann seit 1989 auf mehr als 35 000 Patientenkontakte zurückblicken. Regelmäßig berät er Patienten bei der medizinischen Ernährungsberatung Dr. med. Alexander Mauckner in Aachen. Er ist Gründer des Verbandes für Ernährung und Diätetik (VFED) und Gründungsmitglied des Bonner Fördervereins für Diätetik. Der aus Presse, Funk und Fernsehen bekannte Medizinjournalist und erfolgreiche Buchautor engagiert sich ehrenamtlich in der Gesellschaft für Ernährungsmedizin und Diätetik. Er ist Schriftleiter der Fachzeitschrift Ernährung und Medizin und Ernährungsexperte der Zeitschriften Fit for fun und Frau von heute. Monatlich moderiert er das TV-Magazin GesundZeit in Leipzig und ist regelmäßig in anderen TV- und Hörfunksendungen zu Gast.

Wichtiger Hinweis

Die im Buch veröffentlichten Ratschläge wurden mit größter Sorgfalt von Verfasser und Verlag erarbeitet und geprüft. Eine Garantie kann jedoch nicht übernommen werden. Ebenso ist eine Haftung des Verfassers bzw. des Verlages und seiner Beauftragten für Personen-, Sach- oder Vermögensschäden ausgeschlossen.

Quellen

Datengrundlage: Bundeslebensmittelschlüssel (BLS); Herstellerangaben; Mealus.

Bildnachweis

Umschlagfoto: Fine pic, München

Bibliografische Information Der Deutschen Bibliothek

Die Deutsche Bibliothek verzeichnet diese Publikation in der Deutschen Nationalbibliografie; detaillierte bibliografische Daten sind im Internet über http://dnb.ddb.de abrufbar.

© Knaur Ratgeber Verlage 2005
Ein Unternehmen der Droemerschen Verlagsanstalt Th. Knaur Nachf. GmbH & Co. KG, München
Alle Rechte vorbehalten

Das Werk einschließlich aller seiner Teile ist urheberrechtlich geschützt. Jede Verwertung außerhalb des Urhebergesetzes ist ohne Zustimmung des Verlages unzulässig und strafbar. Das gilt insbesondere für Vervielfältigungen, Übersetzungen, Mikroverfilmungen und die Einspeicherung und Verarbeitung in elektronischen Systemen. Bei der Anwendung in Beratungsgesprächen, im Unterricht und in Kursen ist auf dieses Buch hinzuweisen.

Projektleitung: Franz Leipold
Redaktion: Sylvie Hinderberger, München
Herstellung: Dagmar Guhl
Umschlagkonzeption: ZERO Werbeagentur
Satz: Wilhelm Vornehm, München
Druck und Bindung: Offizin Anderson Nexö Leipzig GmbH, Zwenkau

Printed in Germany

ISBN-13: 978-3-426-64316-7
ISBN-10: 3-426-64316-2
5 4 3 2 1

Besuchen Sie uns im Internet:
www.knaur-ratgeber.de

Weitere Titel aus den Bereichen Gesundheit, Fitness und Wellness finden Sie im Internet unter www.wohl-fit.de